JN292518

「食」にとらわれたプリンセス

——摂食障害をめぐる物語——

上原　徹

星　和　書　店

Seiwa Shoten Publishers

2-5 Kamitakaido 1-Chome
Suginamiku Tokyo 168-0074, Japan

A Princess Obsessed by Eating

—The Stories of Eating Disorders

Toru Uehara, M.D., Ph.D.

©2004 by Seiwa Shoten Publishers

はじめに――拒食症と過食症

現代を生きる女性たちの多くが、スマートな体型を求めて、さまざまなダイエットを試みています。実際にダイエットに取り組んでいないとしても、「もっとやせたい」という気持ちを抱いている女性は、さらに多いのではないでしょうか。やせを追求する心理の背景を探ると、やせることは単に格好いいとか、周りから羨ましがられるというだけでなく、どうやら、自分自身との戦いに勝利することも意味しているようです。

一方で、世には多くのグルメ情報が氾濫しています。コンビニは専門店並みの食品を扱うようになり、24時間営業をはじめたスーパーもあります。また、食をめぐる情報は、ますます豊富かつ便利になっています。

ではおいしいものを食べて、きれいにやせる、こんな夢のような物語があるとしたら、あなたはどうされますか。おいしい話には落とし穴があると、どこかで聞いたことがあります。さまざまなちょっとしたきっかけから、過激なダイエット、激やせ、拒食などの問題が、ごく普通の若い女性たちを襲います。次第に頭の中は食べ物や体型のこと、カロリーや体重の数字でいっぱいとなり、それらに生活も支配されます。時には反動からか、ものすごい食欲に見舞われ、過食、むちゃ食い、気張らし食いの日々がやってきます。自ら指を使って誘発する嘔吐、下剤や利尿剤などの乱用、さらなる絶食や過剰なエクササイズにはまってしまう方もいます。次第に心も体もすさんできます。常にいらいらしたり、落ち込んだり、細かいことにこだわったり。また過去の出来事に苦しめられ、家族の対応ひとつに心は大きく揺らぎます。

これらは、実際に経験した人以外にはなかなか理解されない問題です。時に孤独感や虚無感に襲われ、なかには自ら死を選ぶ場合さえあるのです。これらが、拒食症や過食症と呼ばれる病気の実態です。こうした問題が潜んでいる割合は、10代および20代の一般女性の1割以上にのぼる、と指摘する人さえいます。やせたいと思うことが、普通の女の子にとってあたりまえのテーマになってしまったことを考えれば、納得のいく数字かもしれません。

摂食障害の専門的な情報については、すでにさまざまな専門書やテレビ番組、インターネットのホームページなどでわかりやすく紹介されています。セルフヘルプグループと呼ばれる、当事者の方々が相互に情報を提供し合い支え合うしくみも、各地で生まれつつあります。摂食障害に関する一般的な事柄は、そうしたメディアやネットワークを通じてアクセスできるようになりました。

この本では、摂食障害と呼ばれる「病気」もしくは「問題」について、個人、社会、歴史、文化、科学などのさまざまな視点から、なるべく身近な言葉で物語ってみました。特に筆者がオーストラリアという場所でこの病気について研究する機会を与えられたことから、独自の立場で意見を述べた部分や、オーストラリアでの研究結果を紹介した個所もあります。当事者の方に向けては、何かしら解決できる部分が増えていくヒントになれば、という気持ちで書いたつもりです。この問題に関心のある関係者や家族、一般の読者には、少しでも病気の実態に幅広く関心を持っていただきたいと願い、筆をとりました。

摂食障害は、多くは女性、特に思春期前後の若い女の子に関係する病です。男性のケースがないわけではありませんが、その心理や特徴は女性性（女の子らしさ）に強く関係します。やや語弊があるかもしれませんが、ここではプリンセスという言葉で彼女たちを呼んでみました。なぜなら、女性は多かれ少なかれ皆お姫様願望がありますし、特に摂食障害の患者さんたちはトップをめざす気持ちがとても強いですから、まさしく現代を生きるお姫様といえましょう。

上原　徹

目次

「食」にとらわれたプリンセス

——摂食障害をめぐる物語——

第1章　歴史上の物語

摂食障害は、まわりから見れば大変不思議な病気です。自分の意志で食べない、どんどんやせるのにもかかわらず異様に元気である、時に信じられない量の食べ物を詰め込み、それらをみんな吐いてしまう。いずれも、簡単には理解できない状態です。今でこそ、摂食障害についてたくさんの情報が簡単に得られますが、インターネットもテレビもない時代では、どうだったでしょう。こうした病気は、いったいいつから始まったのでしょう。食べるものに事欠く時代や、やせることがあまり意味を持たなかった時代には、この病気はあったのでしょうか。ここでは、欧米と日本を中心に、歴史をさかのぼって見ていきたいと思います。

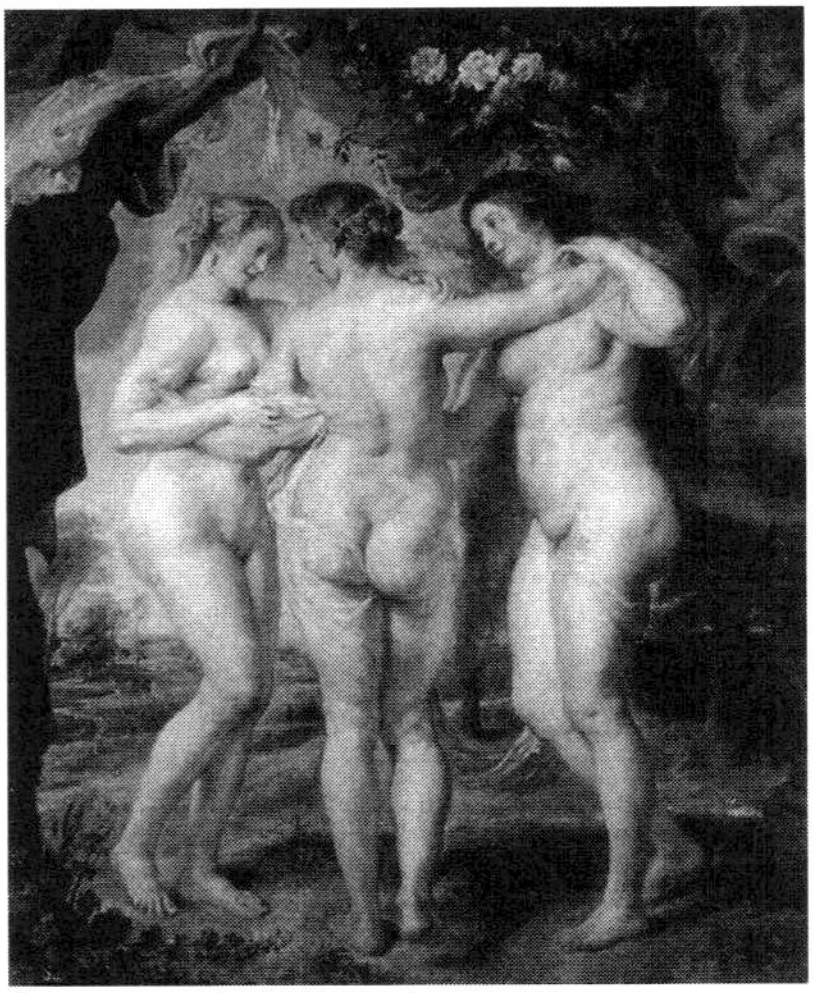

図１−１　ルーベンスの『三美神』

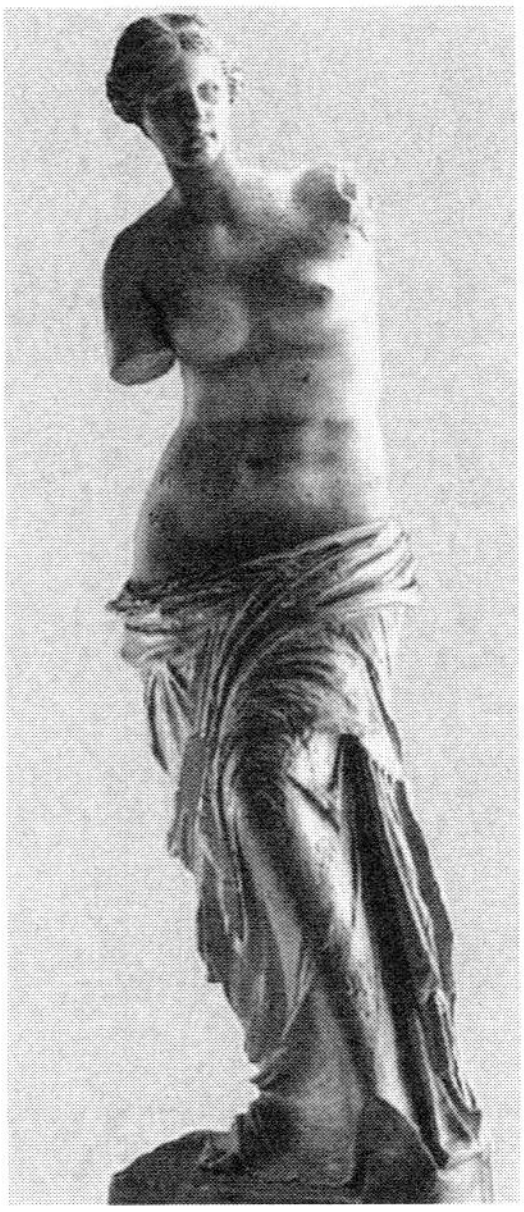

図１−２　ミロの『ヴィーナス』

欧　米

美術館でヨーロッパの古典的な名画、特に女性を描いた作品を鑑賞された方も多いと思います。だれしも思いつくのが、モナリザかもしれません。他にも、多くの裸婦画の名作や、女性貴族の肖像画などを思い描いてください。決してぎすぎすにやせた女性が描かれてはいません（図１−１）。

また、彫刻では男性、女性問わず人間の身体の美しさが刻まれます。女性をモデルとしたものでは、ミロのヴィーナスなどが思いつきます（図１－２）。おわかりでしょうが、これらに描かれている女性は皆ふくよかで、決してやせすぎてはおりません。それぞれが描かれた時代には、女性の美は豊満な肉体によって表現されるものだったのかもしれません。それら名作の中で、女性の美しさは現在でも変わりなく輝いています。

一方、古くはローマ帝国の時代、国は成熟し、裕福な国民は美食に明け暮れたそうです[1]。トラヤヌス帝のときに帝国領土は最大となり、北はイングランドから南はアフリカ北部を、西は大西洋から東はメソポタミアにまで至ったそうです。経済は大発展し、都市には活気がみなぎり、市場には世界中の物産があふれかえりました。お金持ちたちは、連日連夜大宴会を繰り返し、満腹になって次の料理が食べられなくなると奴隷に鳥の羽根を自分ののどに突っ込むよう命令しました。食べ物をすっかり吐き出してしまうと、また新しい食べ物や飲み物をお腹に詰め込みます（96～１８０年頃）。人間の欲望は果てしなく、ゆたかな貴族たちはそうして美食の魅力の虜になっていき、結局国は滅びてしまいました。

その後、中世ヨーロッパ時代の貴族の女性は、身体は肉感的でありながら、ウエストをきつく絞った服装に包まれた姿で登場します（図１－３）。コルセットは、ドレスを胴体で死ぬほどきつく締め上げ、スカートを大きく広げるときの必需品でした。この時代の服の原型になっている理想の

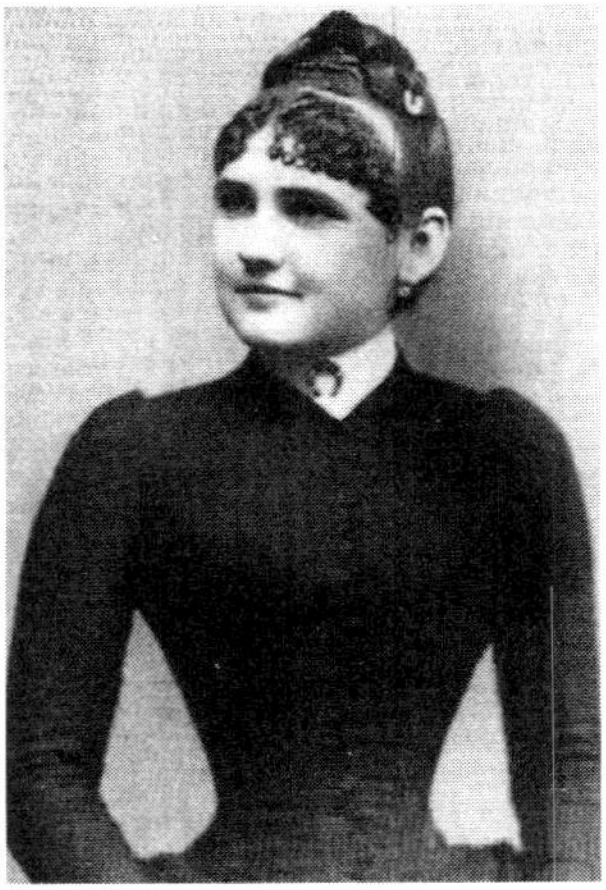
図１－３　貴族の女性像
コルセットで締めたウエスト

女性の体型は、「砂時計形」です。[2] 球を上下に２つ重ねた形で、砂時計のように真中が細くくびれその上下が広がっている体型です。「死ぬほど締め上げる」というのはあながち大げさなことではなく、18世紀の貴族女性は若いときからコルセットを締めつづけた結果、肋骨が変形し肺などの臓器にも悪影響があったそうです。なかには砂時計の体型になるために、邪魔な肋骨を１本抜いた人もいたそうです。女性の体型が社会的風潮に規定された実例です。

こうした事実は、いずれも病気として認められていたわけではありませんし、現在の価値観で判断しても、摂食障害に当てはまるというわけではありません。しかし、人が体型や食にとらわれた実例として、摂食障害という病気を考える上で大変重要な出来事だと思います。なぜか、ということはこの本を読み進めていただければおわかりいただけると思います。

さて、実際に社会にこの病気が登場した例として、英国で１５５９年の瓦版に記載されたマルガレーテ・ワイスという女性のケースがあります。ここには、現在でいうところの拒食症の状態が描写されています。瓦版というくらいですから、その当時はいわゆる奇病に近かったのでしょう。ほかにこの前後では、ポルタ（１４６９〜１５５４年）や、モートン（１６３７〜１６９８年）といった医者による拒食症らしきケースの報告がありますが、きちんとした病気としては確立されていませんでした。しかしいずれも１例報告されたということは、相当珍しい状態だったということは確かでしょう。

医学的に独立した病気として初めて報告がなされたのは、19世紀末ヨーロッパでのことです。１８７３年に英国のガル[3]が現在の拒食症にあたるケースについて報告し、神経性食欲不振症（anorexia nervosa）と命名[注1]しました。まさしく同時期フランスで、同様のケースをラセーグがヒステリー性拒食症（anorexia hystérique）と報告[注2]しました[4]（１８７３年）。どちらが最初か、という点に関しては、専門家でも議論が分かれるようですが[5]、ガルはこれに似たケースについて10年前にも症例報告しています。ラセーグの報告は、ヒステリーという語を使用したことによりやや過小評価されていますが、描写内容は大変示唆に富むものです。いずれにせよ、これ以降から拒食症は心理的な障害として認識されるようになった点で、両者の報告は重要なものと言えます。

欧米文化圏でこれらに次いで報告されたのは、実はオーストラリアです（１８８２年[6]）。ちなみにアメリカでの最初の報告は１８９３年[7]、カナダでの報告は１８９５年[8]です。ここではオーストラ

リアの症例について紹介します。[6、9]

私は、大変消耗してベッドから起きられない22歳女性を紹介された。典型的な飢餓状態にあるが、苦痛を訴えない。脈は毎分56、体温は通常より低い。呼吸はゆっくりで、特別な身体的原因が見つからない。両親は娘に何も食べさせられないと訴え、何カ月もこうした状態でいるという。家族の多くが困っていることを考慮し、これはヒステリー（転換性障害[注3]）の症状であると考えた。私は処方としてブランデーに卵を混ぜたものをすすめた。また、液状の栄養剤も使った。彼女は家の周りをできる範囲で手すりにつかまって歩くが、いっこうに食べようとしない。何週間か様子を見たが、内服も効果を示さない。最大の回復のチャンスは、影響を与えている家庭環境から離れることだろうと感じた。両親にポートエリオット（自宅からかなり離れた場所）に彼女を送るようすすめ、彼女は知らない他者との生活の中で急速に改善した。

次のケースは、18歳女性で、母親に連れてこられた。母親は彼女がこの12カ月でほんの少量の乾いたトーストしか食べないと述べた。脈と呼吸はゆっくりで、まったく味がしないと述べた。舌は乾き、生理は不順であった。ヒステリーの病歴はない。ミネラル、鉄分、ビタミンなどを何週間かすすめた。しかし改善はみられない。幸いなことに、両親がメルボルンに用事があり出かけることになった。彼女はメイドと家に残り、この時から改善しはじめた。

これらのケースには、現在みられる摂食障害に共通する特徴があり、大変興味深いと思われます。またこのケース以外でも、19世紀末の記述には家族から離れることが有効な治療のひとつとして推奨されています。この当時は、摂食障害が家族から愛情や注意を引くための症状である、と理解されていたことがうかがえます。こうした先駆者は、今まで経験したことのない摂食異常を示す若い女性のケースを、従来の病気の枠に無理矢理はめようとせず、詳細に特徴を記述しています。彼らの指摘は今でも大変重要な視点を与えてくれます。

さて、この当時のオーストリア皇后エリザベス（１８３７〜１８９８年）は大変美しく、宮廷の慣例に逆らった人物として知られていますが、明らかになっている事柄から、彼女も拒食症だったのではないかと分析する学者がいます。[10] 長年にわたり、節食、運動、過剰な乗馬、無理矢理の歩行などで体重を減らす方法を工夫していました。体重が増えることを恐れ、社会的な義務も十分に果たせなかったようです。いずれにせよ、この時期から摂食障害の物語が始まったと言ってよいかもしれません。

その後20世紀に入り、１９１４年に著明な内科医であるシモンズが摂食障害の下垂体機能低下を

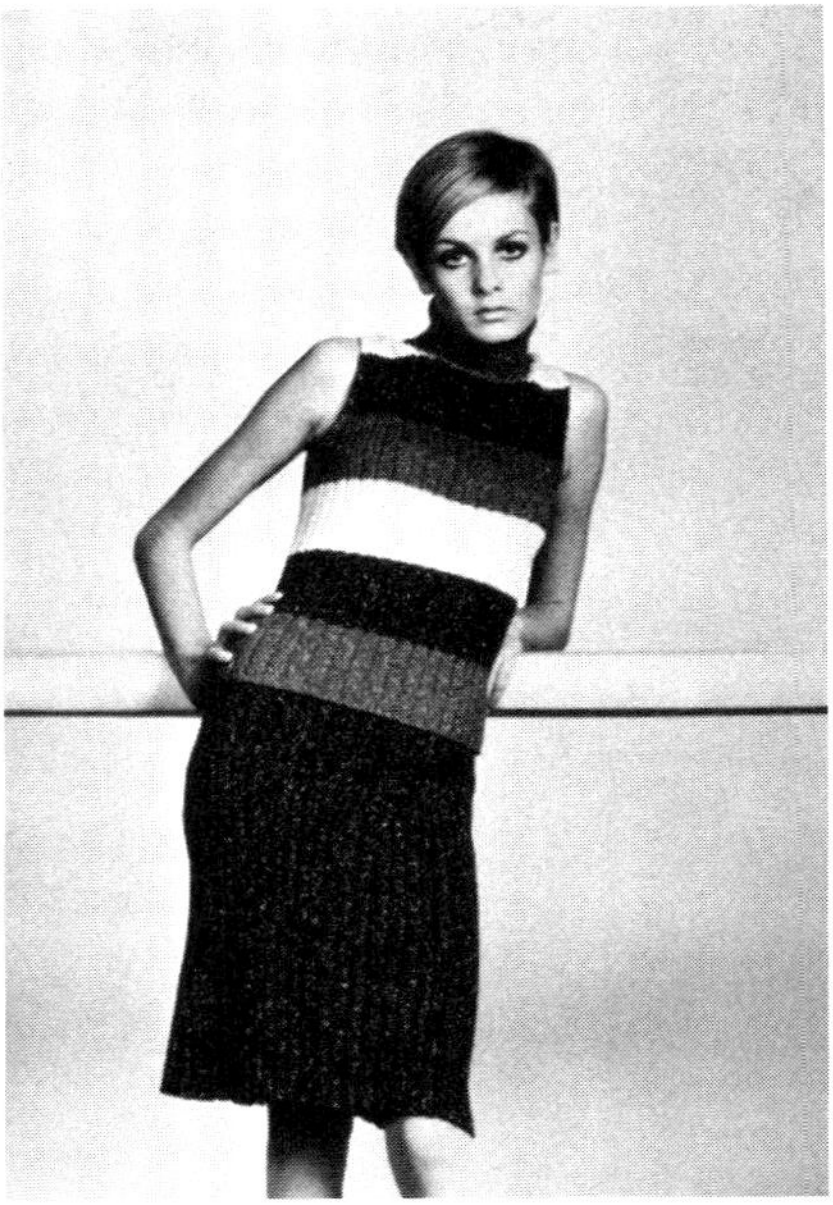

図1－4　ツィギー
ORION PRESS

報告し、ドイツの権威ある内科学者バーグマンがこれを支持（下垂体性拒食症：hypophysaare magersucht）します。これ以降30年あまり、摂食障害は内分泌異常（ホルモンの異常）により生じるという考えが注目されました。その後こうした内分泌異常は、やせにより2次的に起きる結果であり、病気の原因ではないことがわかり、その説は否定されます。

1960年代には身長168センチメートル、体重41キログラムのモデル、ツィギー（図1－4）のブームが起きます。これにともない、欧米で摂食障害患者が増加していきます。1970年には米国の精神科医ブルックが、拒食症と当時はまだ少なかった過食症を摂食障害としてまとめ[11]、心理的要因の強い病気と理解されるようになってきました。1984年の米国精神医学会診断基準[12]

（ＤＳＭ－Ⅲ）には、拒食症および過食症が、現在とほぼ同様の独立した障害として掲載されています。21世紀の現在では、以下の章に物語るように、生物・心理・社会的要因の複雑に関係した障害と考えられています。ちなみに米国のＮＡＮＡＤ（National Association of Anorexia Nervosa and Associated Disorders：神経性食欲不振・摂食障害協会）によれば、米国では８００万人の摂食障害患者が今もこの病気と闘っているそうです[13]。

日　本

時代は江戸、興味深い文書があります。以前先輩に教えていただいたものですが、関係する部分を掲載してみます[14]。

不食の証、また、ほとんど奇疾、古今の医書、未だ明に言及するものあらず。予が見及ぶところ、すでに三十人に余る。多くはこれ婦女にして男子はただ二、三人あり。この証、他に苦しむところなくただ食を思わず。あるいは終日食を喫せずして飢えず、数日より数月に至り、もって数年に及ぶ。もし強いてこれに食を与うれば、必ず吐す。これに湯薬を投ずるも、また多くは吐す。医人、この症を知らず、強いてみだりに薬を投じてこれを攻め、これを補う。病家もまたこの腐食を恐れ、しばしば薬してますます逆し、嘔吐はなはだ劇し。この証にあう者は、しいて治さざるをもってすなわち真の治法となす。

女性に多い、本人は苦しまない、病歴は長い、などまさに現在の病態と近似しており、とくに食べ吐き型が記述されているのは驚くところです。また、周囲の対応や家族の強制などがさらに病状を悪化させる、という指摘は今でも十分通じます。

さて、わが国にも１９６７年にツィギーが訪れ、スリムブームが日本にも到来しました。その後この病気の顕在化は以下にも述べる通りで、欧米に追随する傾向が明らかです[15]。１９７０年代に大都市圏で拒食症が増加しはじめ、この病気の専門書がいくつか出版されますが、まだまだ多くの医師にとっては一般的な病気ではなかったようです。１９８０年代は地方都市での増加期を迎え、外来での新患患者も増えていきます。ちなみに１９８９年には、日本でダイエット専門誌が創刊されています。１９９０年代は過食症もしくは過食嘔吐型の摂食障害が増加し、この病気の底上げに影響しています[16]。一方で、制限型と呼ばれる古典的な拒食症は横ばい状態にあるといわれます[16]。制限型は、頑固なまでの拒食と過活動によるやせを追求する、いわば強迫的こだわりのタイプで、病気であることにも相当の努力が必要です。最近のタイプであるむちゃ食い排出型（食べ吐き型）は、こうした努力と苦しみを省き、簡単に短絡的にやせを求める、衝動的かつ発散快楽的なタイプといえましょう。近年欧米で男性症例の増加や低年齢化がいわれますが、日本もそれを追いかけるように同じような報告がなされてきています。

その他の地域

群馬県にあるアルコール依存症専門病院の赤城高原ホスピタルでは、摂食障害に関しても熱心に診療が行われています。この病院のホームページは大変情報量に富んでいて勉強になりますが、そこに記載されている記事[17]によれば、１９８５年まで電力もなかった太平洋の小島、フィジー島に１９９５年にテレビ放送が始まり、イギリス、オーストラリア、アメリカのテレビドラマが見られるようになって以来、摂食障害患者が急増しているそうです。ポリネシア、メラネシアやミクロネシアなど太平洋諸島では、これまで伝統的に男女ともがっちりした筋肉質の体が好まれていました。テレビ放送が始まって3年後の調査では、10代の女性たちがダイエットに関心を持ち、約4分の3の少女が自分を太りすぎだと感じ、15％のティーンエイジャーが体重制限のために嘔吐をしたことがあると答えています[17]。

また、２００１年に掲載された論文[18]によれば、イランの首都テヘランとアメリカのロサンジェルス（ＬＡ）に住むイラン人女子大生１０４人を比べたところ、イランに住む女性のほうがより体重増加に関する心配が強かったといいます。希望する減少量は、テヘランの女性の平均は9ポンド（約4キログラム）で、一方、ＬＡ女性のそれは5・5ポンド（約2・5キログラム）でした。身体に関するイメージややせ願望は、両者であまり違いませんでした。単純に西洋化した規範が摂食障害と関係する、とも言いきれない結果です。

シンガポールでは１９９０年代にファッション、ポップス、テレビドラマなど日本ブームが起きました。同時に、摂食障害患者が急増したといわれます。シドニー大学の研究員であるソーらは、この病気の発症率がアジア圏では非常に少ないとし、中国都市部でやせを重要視する社会風潮が蔓延してからこの病気が増えたと述べています[19]。一方で、韓国や台湾の精神科医の方々と国際学会でお話をする機会がありました。彼らによれば、この病気への興味はまだそれほど一般的でないということです。

今までは、第三世界といわれるアフリカなどではこの病気はないといわれてきました。ところが、アフリカでの発症例について、ＢＢＣがニュースで伝えています（２０００年7月5日）。エジンバラからアフリカの地域にやってきた医師が、ガーナの田舎で６６８名の女学生（２学年）の身長と体重を調査したところ、拒食症に当てはまる症例が見つかったそうです。こうした地域では、摂食障害の物語は語られたばかりのようです。

（注１）ガル：１８７３年 anorexia nervosa と記載
「食欲喪失、無月経、徐脈、軽度の低体温、呼吸数の減少、著しく活動的、器質的疾患はない。食欲喪失は病的な精神状態に基づくものである。一般に、身内や友人は最悪の看護者である」

（注２）ラセーグ：１８７３年 anorexia hystérique と記載
「15歳から20歳までの女性で、なんらかの感動の後に起こる。減食して活動的になる一種の満ち足りた状態で、回復しようともせず、不愉快を感じているようでもない。家族は困って、懇願したり、脅したりするが、それらは患者の抵抗を増すばかりである」

（注３）転換性障害とは、心理的な葛藤が無意識的に身体的機能の欠陥として現されるもの。運動機能の障害（麻痺、失声など）や感覚の喪失（視力や聴力など）、痙攣《けいれん》発作などが、意図されずにかつ身体的異常がないにもかかわらず生じる。かつて、ヒステリーと呼ばれた病気の一型。

第2章　現代を語る病

著名人の場合

芸能界で活躍している著名人にも、この病にかかったことを明らかにしている方々がいます。最近では、海外の有名なサッカー選手の奥さんが激やせしたことを報道され、ストレスにより拒食症に近い状態にあると、自らメディアの質問に答えています。

今までで最も有名なケースは、歌手のカレン・カーペンターではないでしょうか（図2－1）。カーペンターズは、数々の名曲を生みだしました。彼女の歌は発音がはっきりしていてわかりやす

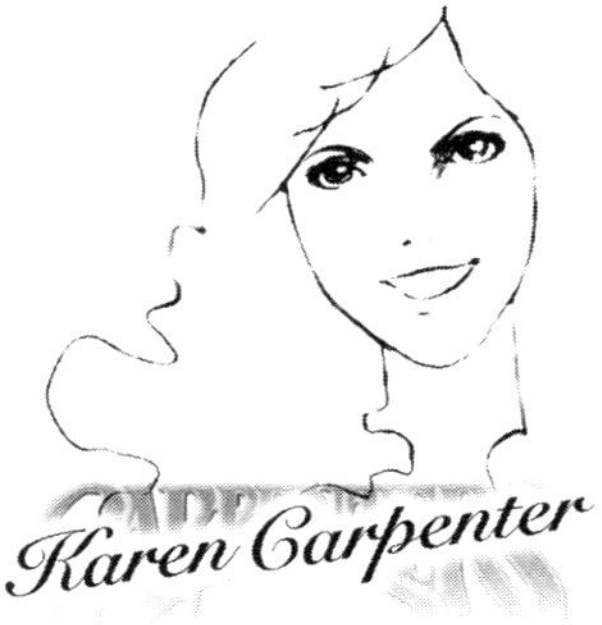

図２－１　カレン・カーペンター

く、当時中学生だった私もたくさんの歌を愛聴しました。しっかりとした歌声は清潔感にあふれ、多くのファンが今でも彼女の歌を愛しています。突然の彼女の訃報は、大きなショックでした（１９８３年）。当時拒食症という病気の実態はよくわかりませんでしたが、その後彼女について描かれたドキュメンタリー[注1]や著作[1]によれば、本来の自分の姿や志向する音楽性と、カレン・カーペンターという虚像との葛藤が、拒食や過食嘔吐に関連していたようです。カレン自身はもともとドラマーであり、どちらかというとボーイッシュでロック音楽を好むタイプだったようです。しかし次第に彼女はリードシンガーとして前面に立つことになり、誰にも好まれる美しい詩にきれいなメロディーのカーペンターズ・サウンドと同一視されるようになります。人間や人生の良い面を表現しているカーペンターズの音楽性に、まだ若い彼女自身が当然持っている人間としての悩み、苦しみ、欲望、醜さ、怒りを持ち込むことは、周囲も、そして自分自身も許せなかったのでしょうか。１９７０年代後半に、彼女がソロで作成したレコードがあります。ここでは今までのイメージを払拭するように、大人の女性としての魅力を強調しています。しかしセールスとしてはぱっとせず、その後の結婚という契機も、彼女を病から救うことはできませんでした。彼女は本来の自分とは何か、に苦しんだポップス界のプリンセスでした。

　さて、本当のお姫様であるダイアナ妃も、過食嘔吐に苦しんでいたといわれます[2]。１９９５年のＢＢＣインタビューに答えて、ダイアナ自身が「過食症に数年間悩まされた。うつになって、足や腕を自分で傷つけた」と語っています。幼いときに両親が離婚し、決して幸せとはいえない子ども時代を送った彼女は「離婚した自分の両親のようにはなりたくない。結婚生活をうまく送りたい」と決意したそうです。そして１９８１年に、チャールズ皇太子と結婚、現代のシンデレラとして世界中からの祝福を受けます。しかし、早い時期から破局は芽生え、お互いの不倫関係が告白されます。出産、自傷行為や自殺未遂を経て別居、その後正式に離婚します。その後の活動と悲運に関しては、皆さんよくご存知でしょう。確かに彼女は、おとぎ話のような世界一のプリンセスになりました。一方で、このすばらしい表の姿を維持しなくてはなりませんでした。これは、世界の人々や王室など周囲からの期待と、決して不幸になってはいけないという自分自身の理想とも合致することだったのでしょう。しかしこれは、彼女にとって大きなプレッシャーとなったのかもしれません。なぜなら人間同士、表も裏もあり、うまくいかないことやぶつかり合い、きれい事だけではない本音の姿でいたいときもありますから。周囲が期待する結婚、自己像、周囲から要請されるイメージ、自分自身が自分に課した理想、これらと本当の自分の気持ちや本音との葛藤、こうした構造が彼女の摂食障害の発症に影響していたと思われます。事実、地雷除去や弱者救済という自分の生き方を実践しつつあった後半生には、拒食や過食は過去のものとなっていたのかもしれません。

職業との関係

世の中にはさまざまな職業がありますが、なかには、自らの容姿をコントロールしたり、ルックスそのものが商品価値となるような場合があります。俳優やモデル、ダンサーなどの仕事をされる方が、厳しい身体管理や美への執着を示すことは、プロとしての職業意識ともいえるでしょう。こうした仕事は、その業績に対しきちんとした評価が下されているようで、その基準は意外とあいまいでわかりにくい点があります。例えばどの程度美しい体か、どの程度演技がうまいか、を評価することはとてもむずかしいですし、はっきりいって好き嫌いの問題もありましょう。しかし、評価される側は大変です。結局、誰がどう見ても文句のないところまで自分を追いつめるしかないのかもしれません。そこまでいってやっとトップの地位がつかめるのでしょう。でも、これは大変厳しい世界ですね。

過剰なダイエットや極端な身体へのこだわりが、こうした方々に多くみられるという報告があるのも、あながち理解できないことではありません。週刊誌的ではありますが、若い芸能人のかたがこの病気で苦しんでいる、という報道を、うそか誠かわかりませんがよく見かけます。実際に、「やせすぎ」に近い女優さんをブラウン管を通して眺めていると、彼女たちの苦労がひしひしと伝わるとともに、これを見ている若い人たちが同じような方向に向かわなければいいが、と危惧します。厳しい世界を生きる彼女たちも、現代のプリンセスを目指す頑張り屋の女性たちなのでしょう。

スポーツ選手の場合

オーストラリアは、大変スポーツの盛んなところです。ただし日本とはちょっと違います。夏はクリケット、冬場はフットボール（ラグビーリーグ、ユニオン、そしてオージールール）が、それぞれシーズンです。水泳やサーフィンなどのマリンスポーツ、トライアスロンなども盛んです。

いずれにせよ、見て楽しむ、やって楽しむうちはいいですが、プロ選手や一流といわれるプレイヤーは、洋の東西緯度の南北を問わず並大抵の努力ではやっていけないようです。種目そのものの鍛練だけでなく、基礎体力や体調管理など、生活全般にわたり節制が要請されます。厳しい日常を経てつかんだ勝利、これは何事にも代え難い達成感と自信を与えてくれます。ある意味で自分との戦いである、と述べる選手は多いですね。なんとなく、やせの追求にはまる摂食障害の心理に似ていませんか。一流の選手も、完璧さと強い信念を持ち、妥協せず禁欲的に目標に向かいます。生活も考えることも、専門競技のことでいっぱいになることが多いでしょう。そういう意味では拒食症の女性たちも、世界一の金メダルを目指す、まさしく一流プレイヤーと言えるかもしれません。

実際に女子のマラソン選手や新体操、バレエなど、厳しい体重体型管理や減量を必要とする種目の選手たちが、この病に陥ることも多いのです。例えば、試合中に暴漢に刺されたテニスのモニカ・セレシュ選手がショックでランクを落とし、その後過食症に苦しんだといわれます（図２－２）。それ以外も、テニスやゴルフ、ダンサーなど、プロを目指す能力のある選手が、周囲の期待、自分自身の理想、現実の挫折などを契機に、激やせや過食にはまることがあります。彼らはいずれも優れた能力に恵まれ、大変な努力家です。しかし、競技の世界ではトップはひとりだけで、後は敗北者です。プリンセスが求めるやせの世界も同じような構造を持っています。２番目ではだめ、いつ落ちるか不安でいっぱいになってしまう、だから絶対に安心できる場所にいたい、それは１番であり続けることなのです。

スポーツの世界で本当の1番を勝ち得るのは、正しい知識のもとにそれを実践する選手といえます。高橋尚子選手はまさしくそうしたプレイヤーのひとりでしょう。彼女は大変たくさん食べるそうですし、好物はおはぎ、とインタビューなどで語っています。彼女の練習量は並大抵ではありません。運動量の多さを支えるのは、当然のことながら必要不可欠なカロリーとバランスのとれた栄養素、それらを適切な間隔に適切な量、補給することです。そうすることで不必要な脂肪の蓄積を防ぎ、筋肉や骨などが強化されます。なにより、「ためる体」から、「代謝する体」にモードがかわります。すなわち、たくさん入れてたくさん出せる体質になるのです。

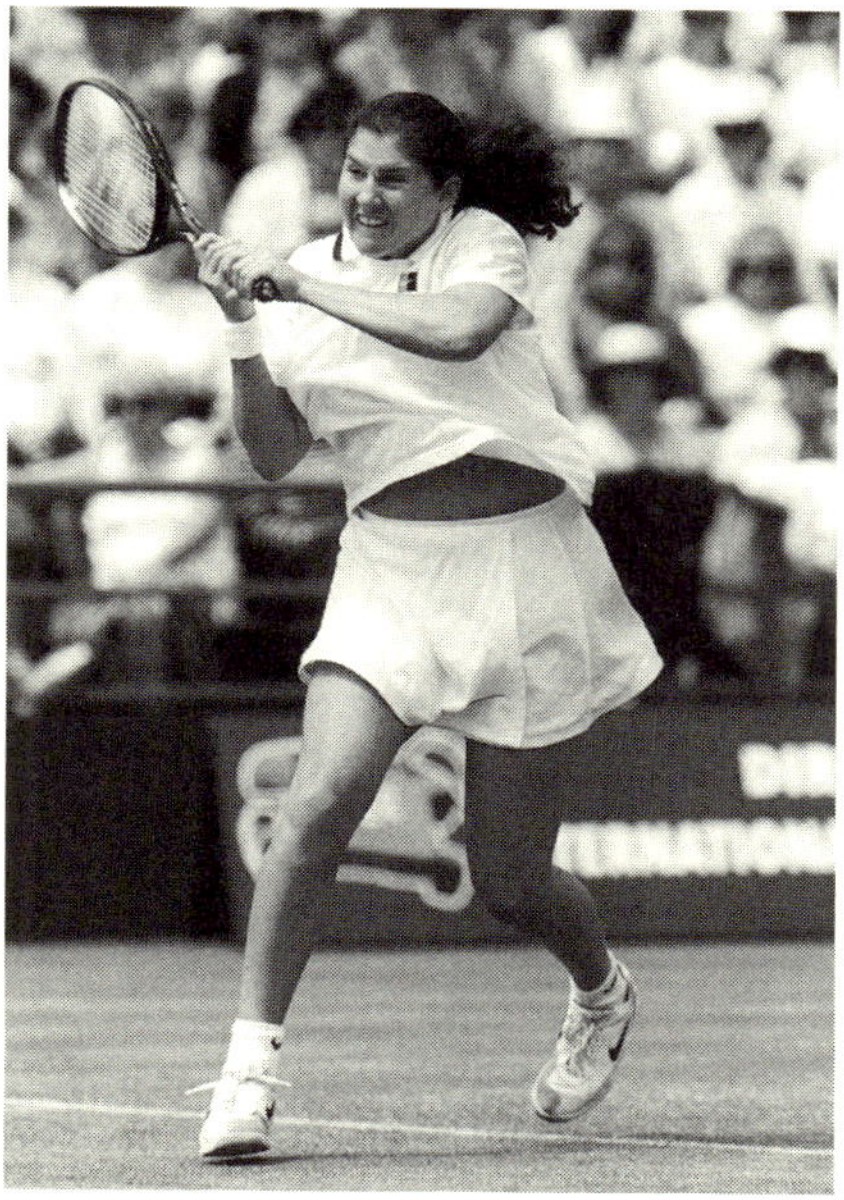

図2－2　モニカ・セレシュ選手
病を克服してみごとに復活した。
ORION PRESS

　さまざまなスポーツでは、当然減量の苦しみはあるでしょうが、もし適切な知識を持ったスタッフが（できれば栄

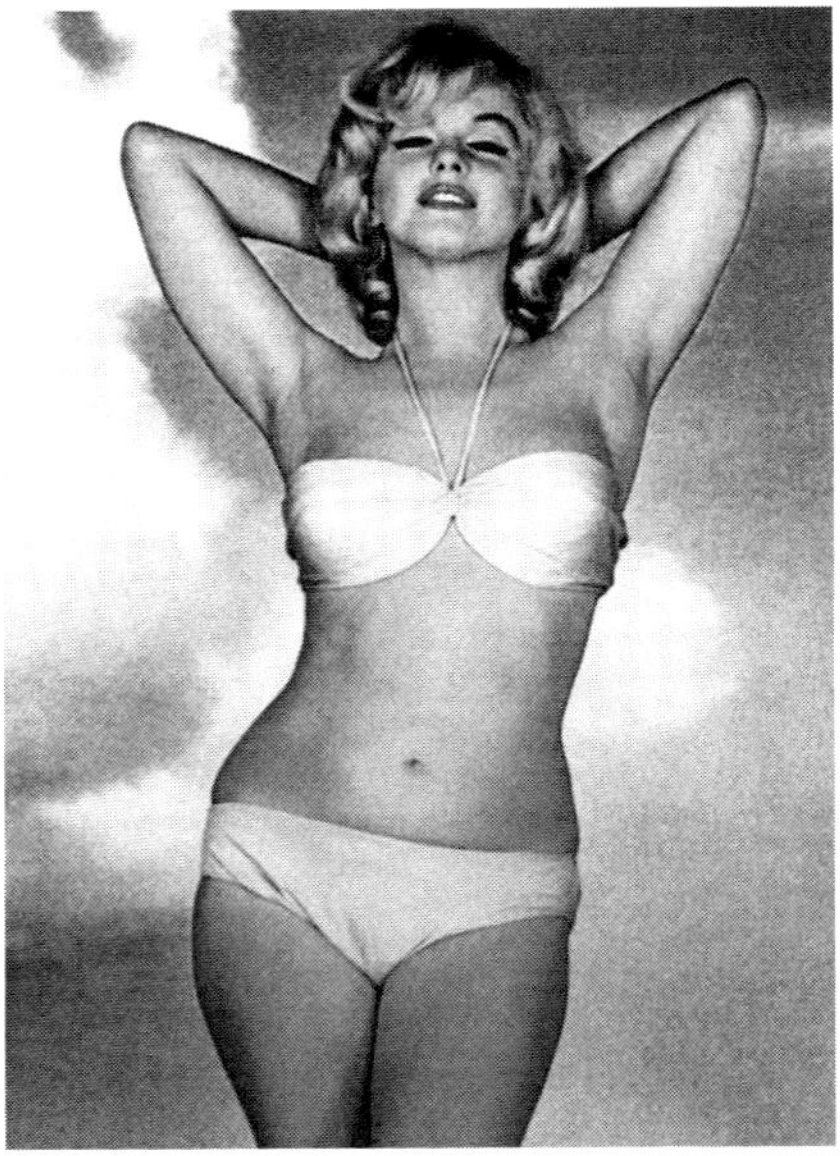

図２－３　マリリンモンロー
1950年代はグラマラスな体型がはやる。
ORION PRESS

養士やスポーツ生理学の専門家）支えてくれれば、鬼に金棒でしょう。アメリカではすでにアスリートの摂食障害が問題視され、それに対するとりくみも進んでいるようです[3]。

女性とスタイル

私がこの病気について初めて学んだ当時は、欧米化した文化やライフスタイルが特に女性のやせ願望を助長し、この病の増加に影響する、といわれました。ファッション雑誌である『ヴォーグ』や、『エル』などを飾るモデルさんの体型は、１９６０年代には今で言うちょっとぽっちゃり型タイプでした。ところが今の最先端スタイルといえば、どんどんやせに傾いていることがわかります（図２－３、図２－４）。また、ミスアメリカに選ばれた女性の身長の伸びが穏やかなのに対し、体重の減りは傾きがかなり急であるとも報道されました[4]（図2－5）。こうした事実は、女性に要求されるスタイルが時代を経るごとに厳しくなっていることを示しています。

もうひとつ面白い報告を紹介しましょう。グラフは男性雑誌『プレイボーイ』のピンナップガールの体型変化を調査した研究です[5]（図2－6）。年代とともに、ＢＭＩが減少しています。さらに興味深いのは、ウエストとヒップの差が小さくなり、体型がより中性化しているという事実です。

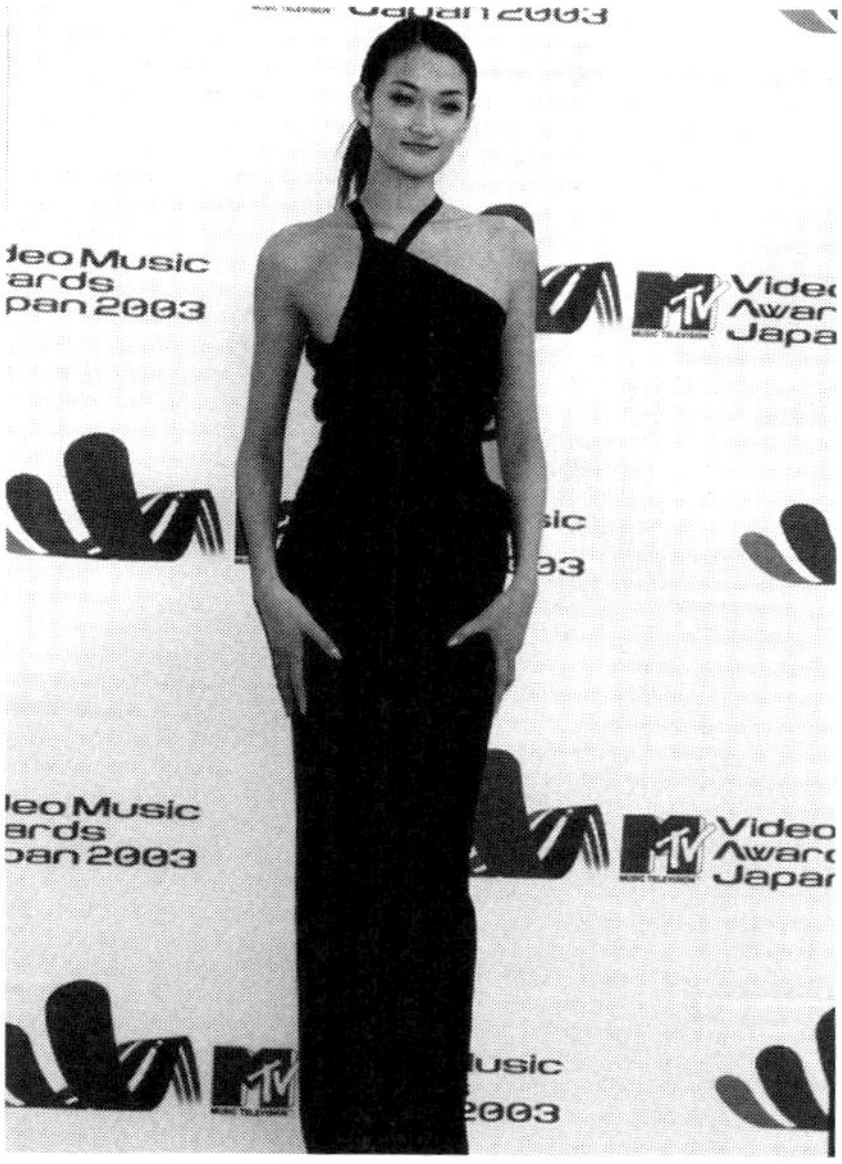

図2－4　冨永愛
現代のトップモデルは中性的体型？
ORION PRESS

これは男性がこうした体型を好むのか、それとも女性自身がこうしたスタイルを求めているのか、それとも両方がそれを志向しているのでしょうか。いずれにせよ、最新の女性のスタイルは、よりやせに傾き、中性化に向かっているようです。

日本のデータからも、欧米のトレンドの後を着実に追ってい

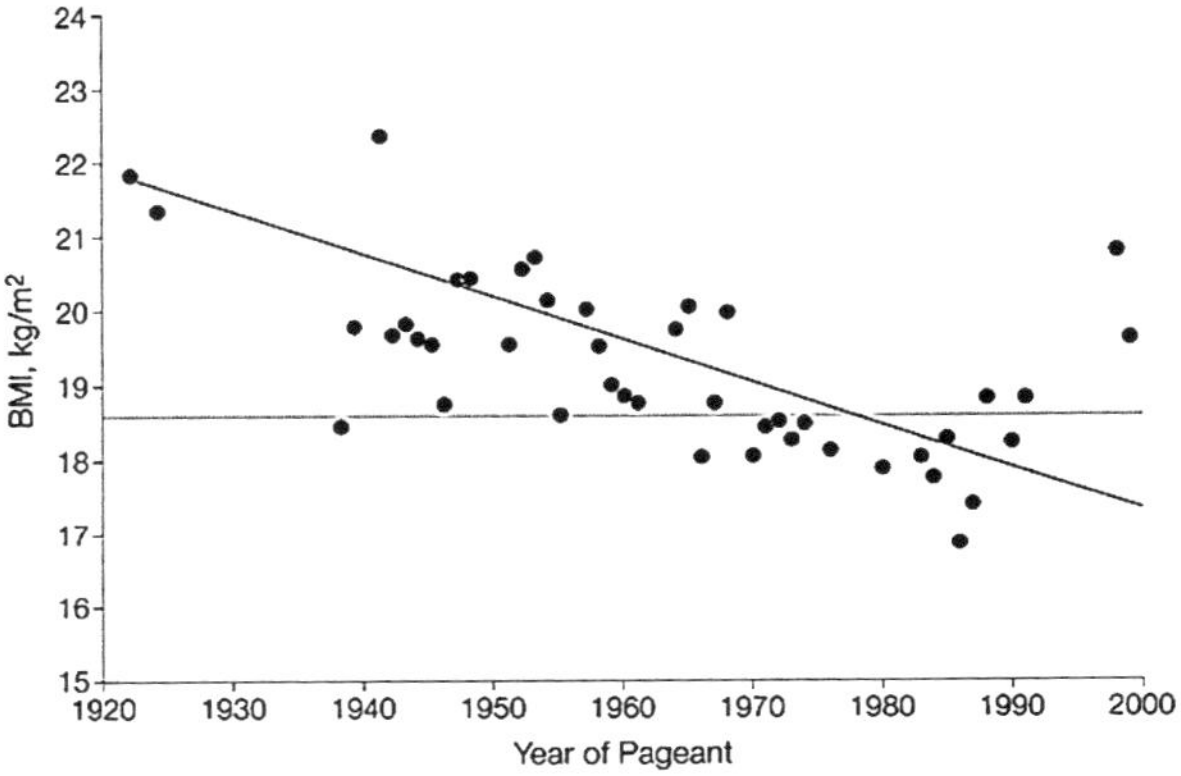

図２－５　ミスアメリカはやせすぎている！[4]

80年の歴史を持つ「ミスアメリカ」、ミスに選ばれる女性たちのBMI（Body Mass Index）の値は年々減少し、ついに「異常にやせすぎ」の領域に入ってしまった。1922年から1999年までのミスに選ばれた女性の体格を調べると、グラフはBMIという体重と身長の比で、年代とともに数値が小さくなっている。身長の伸びに比して、体重の減りが著しい。1920年代にミスアメリカに参加した各州代表のBMIは20～25と「正常」範囲内だった。しかし、その後次第にその値は小さくなり、ついに「栄養失調」の領域に入った。最近では、BMI16.9のミスアメリカまで登場し、「いまやミスアメリカは不健康のシンボルとなった」と彼らは警告している。

ることがうかがえます。前章でふれたように、欧米に追随するように１９７０年代に拒食症が大都会で一般化し、１９８０年代に次第に地域都市まで浸透、１９９０年代には過食嘔吐のケースが急増、という流れをたどっていることが示されています。まさしく、欧米の一歩後をついているのです。こうしたことから、欧米化した文化や価値観が、この病気に大きく影響していることが示唆されているのです。ただしオーストラリアにい

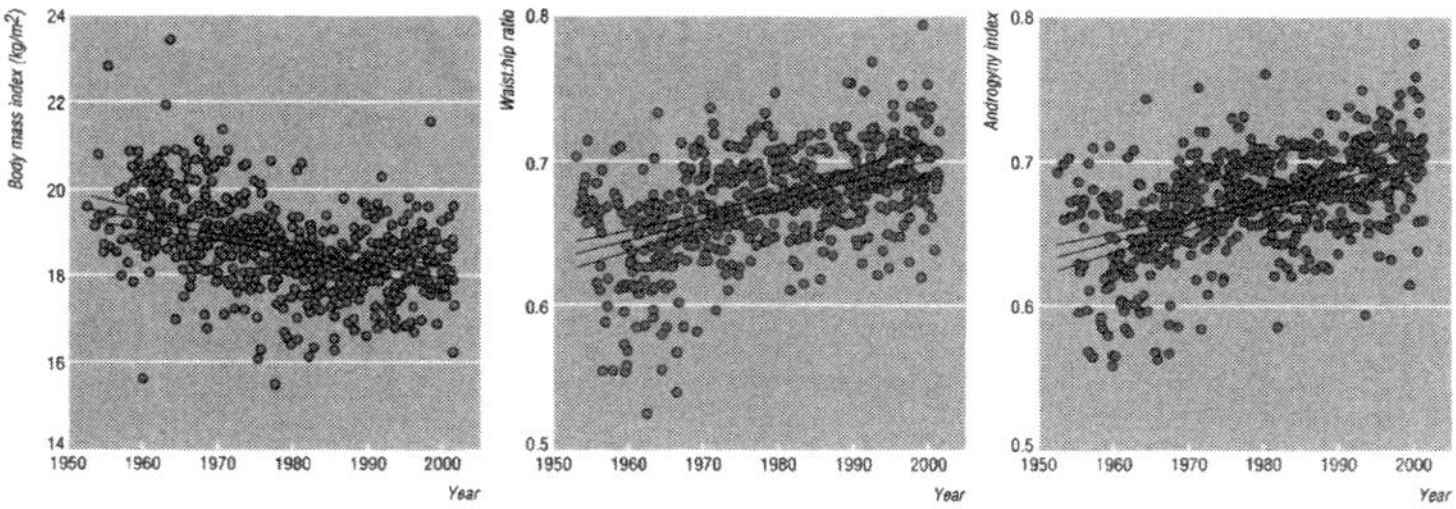

図２－６　モデルの平均身長と体重推移図[5]

雑誌『プレイボーイ』のピンナップ写真に登場した女性の体型について、1953年から2001年までに発行された577部を全部調べた研究報告が「英医学会誌」に発表された。1950年代のプレイメイトは、マリリン・モンローに代表されるような、砂時計型のグラマー美女だったが、年代を経るとともに、胸やお尻が引っ込み、ウエストのくびれが太くなって、やせ型でボーイッシュになったことがわかった。グラフの左は身長と体重の比を示すBMI値で、年代とともにやせ型になっていることを示す。真中はヒップとウエストの比が１に近づいていることを示し、右は体型の中性度を示す値が高くなってきていることを示す。

て感じるのは、若い女性のみならず女性一般の平均的スタイルがおおらかであることです。確かにダイエット関連の話題は豊富ですが、やせている人がもっとやせようというのではなく、かなり肥満状態にある人が平均的になろう、という趣旨の広告が多いのです。男女問わず、高度の肥満にあたる方々が多いのも事実です。街を歩いていて、日本だったらちょっとふくよかな部類に入るかもしれない女の子たちが、堂々と腹部や上腕を露出したファッションで闊歩します。民族的に体格や体質も違いますが、平均的なスタイルは、日本や韓国などの若い女性の方が際立ってやせているように見えます。

やせ願望や女性のスタイルに関する過剰な関心は、確かにはじめは欧米化した文化から生じたのかもしれません。しかし、いったんそれが一般化してからは、むしろ日本や韓国、台湾、シンガポールなどアジア圏のほうがより極端になってきているように思えます。事実、中国の都市圏に住む若い女性のほうが、中国系オーストラリア人の若い女性より肥満恐怖が強い、という調査があるくらいです。アジア人の方がそもそもの体質や体型が痩身傾向にありますから、この病気の予備軍はアジア圏のほうが多いのではないか、という気さえします。ただし国や民族に関係なく、若い女性のやせ願望が強くなっていることは、間違いありません。

いずれにせよシドニーの若い女性たちが、体の出っ張りは二の次に好きなことを生き生きと過ごしているのをみると、とても素敵な気分になります。

ダイエットブームの陰で

かつて日本にいたときの話ですが、お昼の番組で若い女性タレントさんが１カ月でどれだけやせられるか、ウエストを細くできるか、というチャレンジをする番組がありました。１週ごとに公衆の面前で水着になりウエストを測り、体重計に乗ります。目標の数字を０・０１キログラムでも下

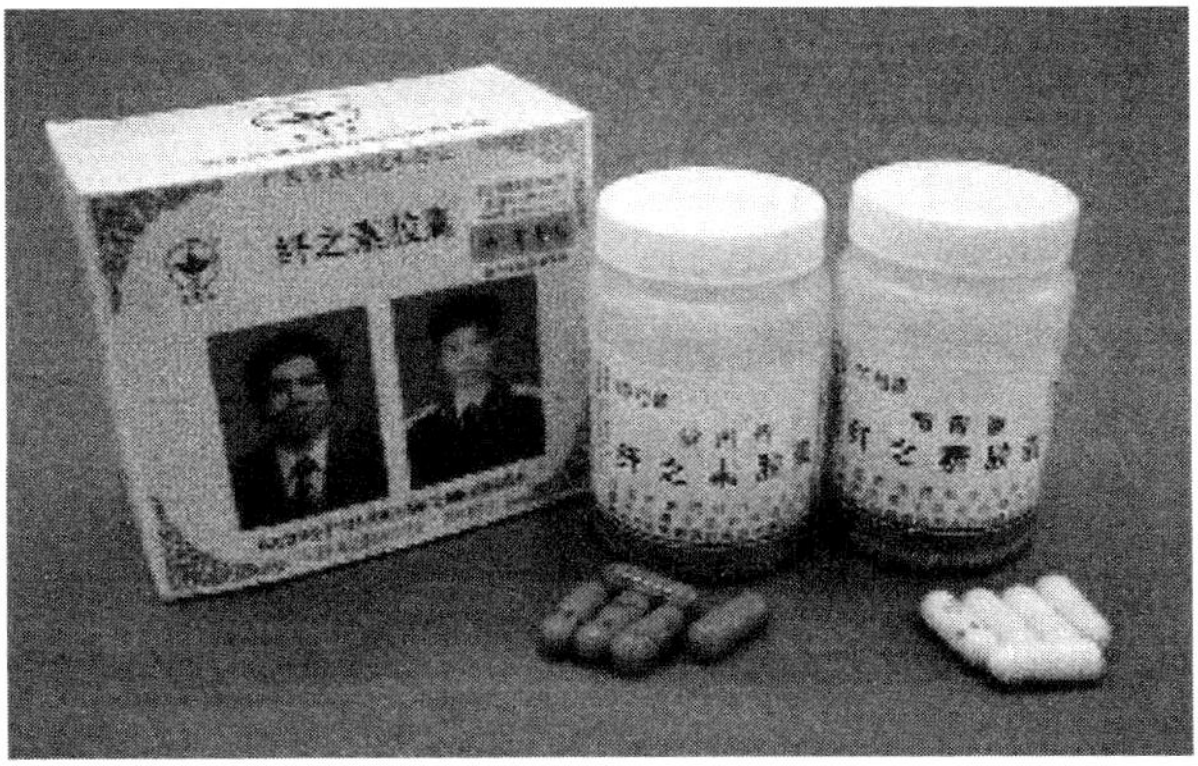

図２－７　中国から輸入されたやせ薬

回ると拍手喝采、感嘆と賞賛が得られ、彼女自身も涙ぐみます。もしそれを上回ると、周囲の冷たい視線と言葉、それ以上に本人はものすごく落胆している様子でした。１週間の彼女の生活はドキュメントタッチで紹介されます。さまざまな運動、食事制限、エステ、などなど、涙ぐましい努力の連続です。ついついテレビに向かって、もういいよ、十分がんばった、今のままで魅力的だよ、と声をかけたくなりました。こうした趣旨の番組は、手を代え品を代え、マスメディアに登場します。きっと視聴率もよいのでしょうし、視聴者の興味も引くのでしょう。

　ダイエットにかかわる情報はあふれ、なかにはかなり怪しげなものも多いようです。外国から来たやせ薬で命を落とした、という事件もありました。実際に、中国から輸入されたやせ薬が、インターネットで簡単に手に入ります（図2－7）。特殊な食べ物だけでやせるやり方では、病気になった結果やせただけです。病気になれば、動かなくても自然とやせてきますね。よく考えれば、体のしくみはお財布と同じです。出ていくエネルギーが多ければ減り、入ってくるエネルギーが少なければ減る。でもお金が少ないとき、皆さんどうしますか？　もっともっと使いますか？　だいたいは注意して使い、無駄づかいせずにためるようにします。やせようと思って食べ物を少なくすると、体はかえって脂肪や栄養をためる体になります。冬眠する熊を思い出しましょう。食べないのに太っていますね。やはり食べて消費する、代謝回転のいい体にする、これが一番のようです。これは、経済も同じですね。日本経済も、摂食障害になっているのかもしれません。

やせる方法

ちまたでよくある痩身術は、都合よく落としたい部分の脂肪だけ取れるような宣伝もありますが、医学的生理学的にいって不可能なことです。そうなると、外科手術で物理的に取るか、という考えが浮かびます。実際、美容整形を受ける女性たちは増えているようで、脂肪吸引という術式があるそうです。

そもそもまるでごみか老廃物のように、脂肪組織を扱ってよいのでしょうか。私が研修医時代に、何度か腹部の手術に立ち会ったことがあります。確かに黄色い脂肪組織はちょっと気味が悪かったですが、そこにメスを入れるとちゃんと赤い血が流れ出ます。内臓を守るクッションのようにも見えて、痛々しかったことを記憶しています。脂肪も必ず何かの意味を持って、人間の体に存在しているのでしょう。

最近ある芸能人が、目の上の脂肪を取る手術をしたそうです。しかし、その結果はかなり個人差があり、安定するまでかなりの時間がかかると報道されていました。人間の体ですから、血も通い、神経も通っています。医学の進歩は目覚ましいですが、危険も裏腹にあること、自分の期待する形になるかどうかの確率、など、考慮すべき点はまだまだ多いのではないでしょうか。

私の知り合いの栄養士や医師たちの中には、うまくいくダイエットは95%ないとまで断言する人もいます。すなわちやせようとした時点で、かなりの率で失敗する（リバウンド）ことをあらかじめ考慮したほうがいいということでしょう。多くのダイエットは脂肪だけでなく筋肉を落とし、反動時には筋肉はつきにくく脂肪が倍増する、という悪循環を繰り返します。結果的に、ダイエット前より脂肪のつきやすい、筋肉の少ない体をつくってしまいます。努力とお金と時間が、もったいないですね。逆説的ですが、食べないと出るものも出ませんし、前に述べたように食べたほうがやせる体になる、ともいえます。

ただし食べ方と、食べる量、食べる種類は、きちんと考えておかねばなりません。よく糖尿病食は一番の健康食だ、といわれますし、バランスのとれた食事としてとても参考になります[6]。栄養のバランス、総カロリー制限、間食防止、食事の間隔を考え、よく噛んで味わって食べること、がとてもいいようです（第6章IIを参考にして下さい）。

社会進出と容姿

今から数年前のバブル時代、就職状況は買手市場で、面接に出かける若者たちは何とか企業にアピールしようと必死だったそうです。当時、女性社員の募集面接で、服装やスタイル、容姿がずいぶんと影響した、と聞きます。なかには、ルックスを評価基準としていることがあからさまにわかるような出来事もあったようです。個人の価値判断、能力評価をする際に、女性の場合だけ容姿がまず先に問題にされやすい、というのはおかしなことです。容姿が職業として優先される女優さんなどの場合は別なのかもしれませんが、人間本来の魅力や価値は、画一的な見た目だけの判断や印象ではわからない、と思うのは私だけでしょうか。

フェミニズムの立場では、摂食障害は男性社会の生み出したひずみとして解釈されます。男性的価値観、競争主義の支配する社会では、社会進出しようとする女性は被害者となることがあるからです。男女平等とか、男女同権とか声高に叫ぶ気はありませんが、考えてみれば、われわれは自ずと男らしさ、女らしさ、大人らしさ、子どもらしさ、日本人らしさ、など、社会や集団で規定されたあり方に沿って生きようとしています。自分はほかでもない世界でひとつの存在ですから、そう考えると自分らしく生きられる社会というのは、とても素敵ですね。自分らしい姿のままで、無理しなくてもいいんですから。

美食グルメブーム

オーストラリアでは、海、山林、川、畑、ブッシュからの恵みでたくさんのおいしい食材が手に入ります。当然おいしいレストランも多く、多民族国家ということもあり、各国の料理が味わえます。日本でよくあるグルメ情報は、ここにも存在します。テレビや新聞雑誌などで、おいしいレストランやレシピなど、特集が組まれることがあります。ロケーションのいいお店や、人気のレストランは予約が必須です。ただし行列のできる店、というのはあまりないようですが。

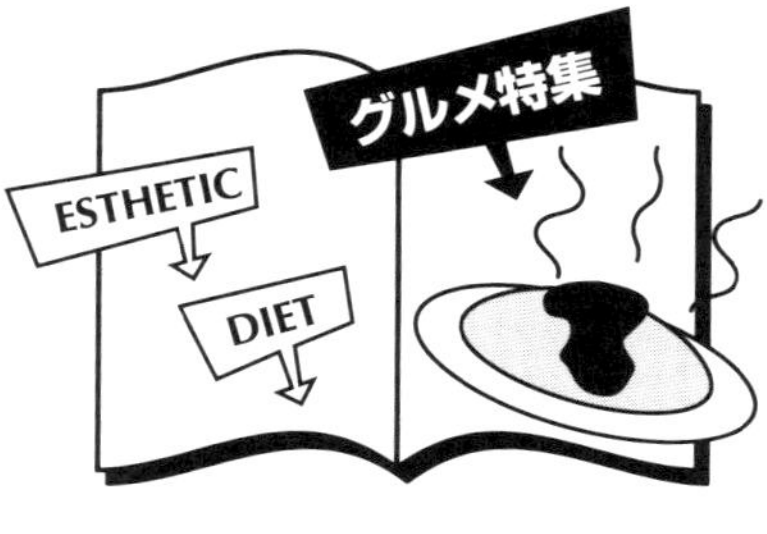

いくらモダンオーストラリアン料理に人気があるといっても、日本の情報誌やテレビ番組にはかないません。日本では、はやりのお店やおいしい一品など、さまざまな食の情報が満ちあふれています。特に若い女性をターゲットにした情報発信は、マーケティングとしても重要だそうです。これだけおいしいものを見せられれば、食べないわけにはいきません。スマートな女性レポーターが、さまざまなおいしそうな料理をぱくつき、とっておきのリアクションをする、これは絵になります。でも、あんなに食べて大丈夫なのでしょうか。実は地域のテレビ局で同様の仕事をする女性から、話を伺ったことがあります。この仕事も結構大変で、たとえ嫌いなものでもおいしそうな振りをしたり、何度も同じ物を食べたりするため、最後は食べものを見るのも匂いをかぐのも嫌になったそうです。やはりうまい話には、裏があるようです。

また面白いことに、雑誌でグルメ特集がしばしば組まれますが、次のページをめくるとエステ特集やダイエット特集が掲載されています。たくさん食べて、どんどんやせよう、とでも言いたいのでしょうが、喜ぶのは業者とお店と出版社でしょう。あまり情報に振り回されず、自分自身のペースや感覚を大事にしたいものです。

コンビニ文化

コンビニという言葉はすでに日常語であり、私たちの生活の中で欠かせないシステムになったといえましょう。特にひとり暮らしの若者、サラリーマン、ＯＬや小人数の家族にとって、文字どおり便利でおいしい食を提供してくれます。最近は大手スーパーマーケットもコンビニに習い、終夜営業を始めていると聞きます。ここオーストラリアにもコンビニは存在しますが、惣菜や弁当の種類は、日本と比べ物にならないほど少ないようです。サンドイッチやホットドッグ、パイくらいですし、どうも口に合いません。そういえば、私が大学生の頃に、コンビニがそろそろとあちこちにできはじめました。その当時の品揃えは、おにぎり、サンドイッチとか菓子パンくらいだったような気もします。

さて日本では、コンビニは社会にひとつの居場所を提供しているようにも見えます。深夜お店の前で集う若者、雑誌売り場で時間をつぶす人々、公共料金も払えればＡＴＭもあります。駐車場でおにぎりを食べる運送関係の人々、アイスクリームなどの甘いものを片手に集う女子高生たち……。

そんな人間模様の中に、たくさんのお菓子やパンを買い込む若い女性の姿があります。駐車場に短時間車を停めて必死に食べ物をかき込み、トイレですっきりと吐き出してきた彼女も、実はプリンセスのひとりなのです。

この病にとって、コンビニはとても便利な場所です。さまざまな種類の食べ物が手に入り、24時間営業、家からほど近い距離にあり、トイレ・駐車場も完備、店員はアルバイトで誰が何をどれだけ買ったかなど気にしない、などなど。特に最近急増している過食嘔吐の増加には、コンビニに代表される、便利になった食生活がずいぶんと影響しているように思えます。

私が大学1年の時に、記録的大雪が降り、なかなか外に出られないことがありました。開店したばかりのコンビニまで往復するのに結構距離がありましたが、夜中お腹を空かして、凍えそうになりながらカップラーメンを買ってきました。今ではなつかしい記憶ですが、あのような状況ではもし過食しようにもできなかったでしょう。

（注）ＮＨＫ「世紀を刻んだ歌」２００２年
ビデオ『リメンバー・ザ・カーペンターズ』TOSHIBA-EMI

第3章　プリンセスの特徴

生い立ち

仕事柄、たくさんのご家族にお会いしますが、みなさんおおかた共通しておっしゃることがあります。患者さんは、「小さい頃から手のかからない良い子」で「自分で何でもやってしまう、面倒をかけない」「ついつい大丈夫と思っていろいろ任せてきた」「いわゆる優等生で勉強もスポーツもできた」「みんなの中心となってやるタイプ」「責任感が強くいやと言えない、周りに気を使う」「我が強いというか、頑固なところがある」などなど。全部当てはまる場合もあれば、いくつか当てはまる場合もあります。おおかたは、「そうです、その通りなんです」という反応が多い印象です。実際にそうやって育ったのか、それともそう育てられたのかはわかりませんが、患者さんは決まって、「そうするように厳しくしつけられた」「そういう雰囲気で、他の選択肢がなかった」「弱音を吐いたり甘えられなかった」とおしゃいます。ご家族は、特にお母さんは「そうしようと思ってそう育てたのではないが、確かに共働きで手をかけなかったのかも……」などと後悔されます。

　これはさまざまな本や、ホームページなどでも同様に記述されていますから、確かに共通する点があるのでしょう。「お姫様になれるはずなのに、それにしては注目されてこなかった、だからこそお姫様になりたい、これからはお姫様としてもっと目を向けて」と叫んでいるかのようです。

　ただし、あまりステレオタイプに決めつけるのはよくありません。「きちんとしているようで、結構だらしがないところもある」「わがままで、自己中心的なところがある」と表現されたお母さんもおられました。よく考えれば、だれしも自分の子どもを悪い子と思いたい親はいません。わがままなところも、見方を変えればかわいさにつながります。おとなしい子は面倒をかけない良い子です。小学校の優等生は、そう珍しいものではないでしょう。どんなに几帳面な人も、いいかげんな部分がひとつはあります。こうした過去の想起は、どこまでが本当の客観的事実で、どこまでが主観的な感覚なのか、区別できなくなり、今思い返したことがあたかも過去の事実のように固定化されます。あまりそれにとらわれて、病気の原因かのように決めつけないほうがよいと思います。

母と娘

摂食障害の家族、特に母と娘の関係について、よく母子カプセルという言葉が用いられます[1、2]。母と娘が深く強く結ばれている、まるで2人で1つのさなぎの中にいるようなイメージです（図３－1）。しかし、こうした状態は一方では身動きがとれない、外の世界とかかわれない、成長できない、互いに離れられない、といった事実も意味します。それほどまでにつながっている母と娘、これはどちらが求めてこうなったのでしょうか。母がさなぎから成長しようとする娘を放さないのか、娘が外の世界に出て行こうとしないで母親にしがみついているのか。実際はそのどちらでもあり、どちらでもない、相互的とでもいう関係なのでしょう。

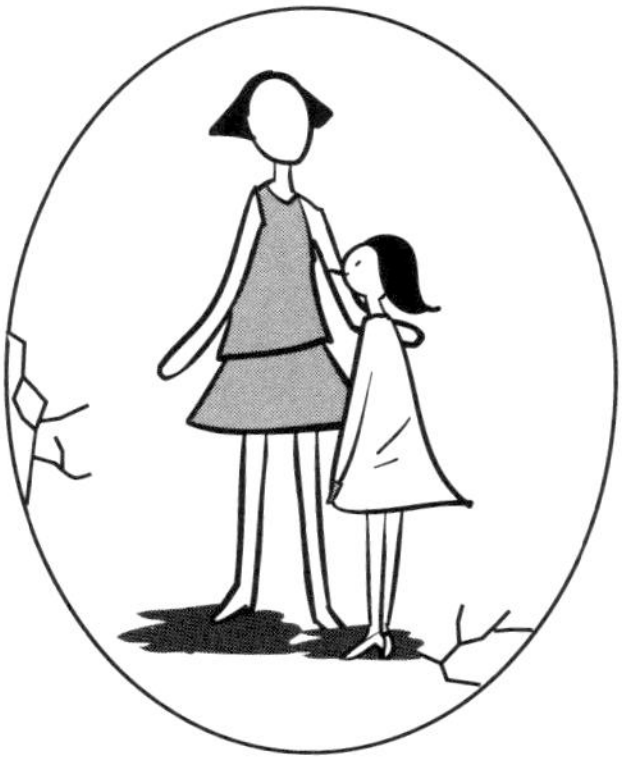

図３－１　母子カプセル

摂食障害の患者さんはどんな母親を求めているので

しょうか？　一般に摂食障害の女性たちは、人から無条件で受け入れられることを望むといわれます。吐いてしまう「わたし」も狂ったように食う「わたし」も、それでも母親から嫌われない、認めてほしい、という強い保証を求めているといわれます。

　もともと母親が子どもの感情表現や気持ちの表出を読み取りにくい（情緒応答性が低い）場合や、母親との愛着不足で育った場合に、こうした強い気持ちが生まれやすいといわれます。ひいては母親だけでなく、自分を捨てて他の人に好かれようとしたり、周囲の期待に沿うことばかりを考えるようになります。見すてられ、嫌われることへの恐怖がこうした心の裏にあるといいます。そしてそうした安心が得られないと、強い不安や孤独にみまわれ、満たされない不全感や欲求不満を癒すすべを、過食や嘔吐といった行為に求めてしまうわけです。

　一方で、家族関係や摂食障害に関して著明な精神科医である斎藤学[2,3]は、女性の発達を『白雪姫』になぞらえて、この病気に関する独特の論を展開しています。摂食障害の患者さんが求めるのは白馬に乗った王子、自分を受け入れて、助けて、幸せにしてくれる人です。実はこの人は、生まれ変わった「母親」だというのです。女性の場合、白馬の王子（＝配偶者）から「母」のような無条件の愛を得る必要があるのだと述べています。確かに思春期を過ぎた女の子は、家を出て自立し、王子様に出会うわけです。こうした成長過程で女の子は一度、母を否定し、異性愛に目覚めるわけです。摂食障害はその作業の失敗の表れで、摂食障害が女性に多いのは、こうした成長過程を経ることに由縁していると解説しています。

ここで「母親を否定する」というのは、自立する、そして自律する、と言い換えられるのではないでしょうか。これは母親の側にも当てはまり、お互いが自立し合うこと、大人の人間同士として向き合えること、ともいえます。母子お互いに、欠点も、優しさも、勝利も、悲劇も認め合い、受け入れ合えるための一歩として、「ほどよい」母親を自分の内に持つこと、が大切なのでしょう。

家族

摂食障害の家族像については、あまたの説や論が展開されてきています。専門的なものから、卑近なものまで数限りなく見出せます。身近では、マスメディアの報道などで、家族関係の歪みに原因を求めた論調のものや、両親の養育態度に問題を集約した、いわゆるアダルトチャイルド（機能不全家族に育った子ども）的見方が多く目にとまります。専門的な立場では、摂食障害特有の家族像、家族の構造、家族の特性が示されてきています[4]。家族内の問題を理性的、肯定的に解決していく力が弱いとか、お互いの役割が硬直してがちがちの家族であるとか、逆に互いの距離感がなく網の目のように過剰にかかわりすぎる、などの指摘です。

具体的には、例えば先にも述べたように、母親と娘は強く結ばれているといわれます（密着・愛情過多）。母親は多くの愛情と時間と労力を注ぐため、娘は強い支えと慰めになっています。一方では思春期の自分らしさを確立し、母親から独立していく娘の姿を見て、母親は娘に自分らしく生きてほしいと思います。他方で、絆が薄れることの寂しさを感じるのです。これは子どもの側も同様で、大人になること、自立することは、不安で心配なことです（分離個体化の不安）。ここには母親の欲求を満たそうとする子、そして彼らの自立の叫びがあらわれているともいわれます。娘が女性として自立すると同時に、親子のほどよい結びつきも維持すること、これが本来求められる姿なのかもしれません。なかなか難しいことも事実ですが。

では父親はどうしたらよいでしょうか？　父親は母親を守り助けることで、子育てをするといわれます。言い換えると、「外の世界」へと導き自立を促す役割があります。外の世界は、秩序や規範、常識とかいわれるもので言い換えられます。ちょっと厳しい世界です。父親からの正当な評価が得られると、女の子は女性らしさが促進されるともいわれます。女性らしさ、これは大人になること、につながります。そう考えると、父親は娘を母親との一体化・依存から引き離し、喪失感に悲しむ母親を支える役割があるといえます。

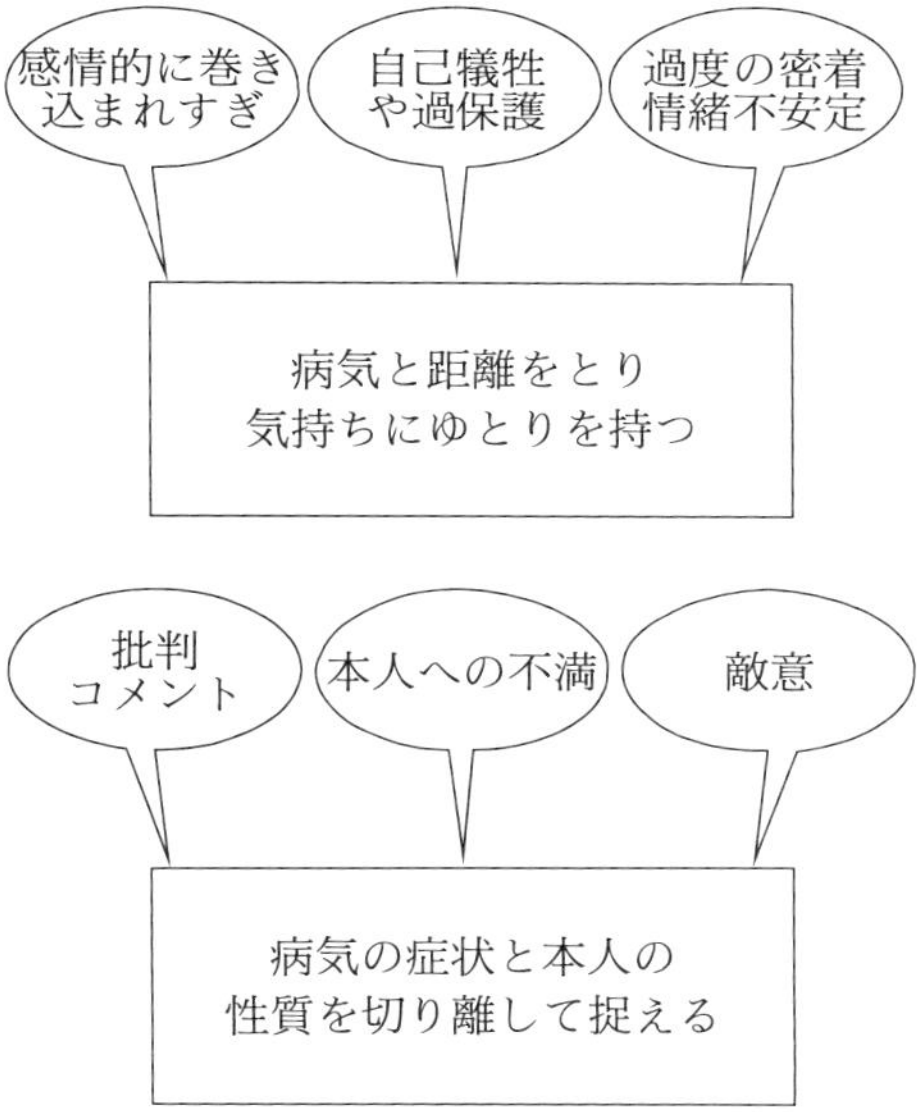

図3－2　家族のかかわり方
家族の感情表出（批判と情緒的巻き込まれ）が高いと、症状の経過に悪影響を与える。

さて、社会に目を向けると、あまりに母性（守り）主体の日本社会に問題があるようです。当たり前の決まりや、公の感覚、こうしたものが薄らいでいることはよく指摘されます。「父親不在」は、ずいぶん前からいわれている言葉です。父親と母親の同盟関係を見直し、夫婦の問題を子どもの問題にすりかえないことも必要です。

こうした家族の感情表現やかかわり方が、この病気の経過や予後に影響するともいわれます[5]。あまりお互いに巻き込まれすぎない、病気と本人とを区別して考えられる、感情的な批判が少ない、などの特徴は、改善していく患者さんのご家族によくみられる変化です（図3－2）。家族とのかかわりを通して、外見だけでなく中身を大切にし、肯定的に困難に立ち向かう力がはぐくまれることを望みます。

平凡恐怖と完璧主義

摂食障害の著明な専門家であるヒルデ・ブルックは、ロングセラーである著書の中で患者の心理をこう描写しています[6]。「患者さんは、普通または並、あるいは平凡で、少なくとも満足とは言えない存在になることへの恐れをいだいている。ある特別な分野において、親や好きな人たちを感激させ『さすが、あなたね。飛び抜けて優秀だわ』と称賛されるほど偉大、そして華麗でなければ、自分には価値がないと思っている」。

日本における摂食障害治療の第一人者である下坂幸三も、彼女たちの心性を平凡恐怖と呼んでいます。いずれも、彼女たちの高い理想と、完璧主義傾向につながる特性でしょう。それは、中間やまあまあ、いいかげんさ、あやふやさ、今はやりの言葉であるファジーさを受け入れられないことを意味します。いや、こうした「ほどほどさ」や「適当さ」ほど、彼女たちにとって不安で落ち着かない状況はないのです。しかし、完璧な理想がかなわないとき、彼女たちはまさしく崖から落ちたように、どん底の気分を経験します。0か100か、白か黒か、といった、両極端な気持ちのゆらぎが平凡恐怖の裏にあるのです。

ちょっと柔軟に、ちょっといいかげんにできるところを増やせたらいいのかもしれませんが、彼女たちにとってはそれが何より難しいことではあります。

試　練

多くの患者さんが、何かしらのきっかけでダイエットや過食嘔吐をはじめます。その多くは、学校での勉強や友人関係の挫折体験、クラブや部活動などでのトラブル、友人やボーイフレンドからの心ない一言、などです。

具体的には、「クラブ活動の部長だけれど皆がうまくまとめられない」「自分で目標にしていた成績が思うように取れない」「友だちからちょっとやせたねと言われてやめられなくなる」、などなど。

いずれも彼女たちの責任感の強さや周りへの配慮、負けず嫌いで頑固な一面が、本当は嫌なこと、本当はつらいことでもじっと耐えたり続けたりさせるのです。こうした心理に関連して、学校や友人関係に絡んだ出来事も多いようです。はっきりとしたいじめや、ひどい言葉の暴力ともいえる辱めが明らかな場合から、周りから見ればささいなこととか、誰にでもあるような失敗や挫折、といった出来事まで、程度はさまざまですが、何かしら関係があるようです。しかし、本人にとっては、出来事の大きさや強さとは関係なく、いずれもが摂食障害に陥るきっかけとして十分すぎるわけです。

しかしこの病気の原因として、こうした出来事にすべての責任を押し付けるわけにはいかないでしょう。同じような出来事は、多かれ少なかれ誰しも経験するものです。学校や先生、友人、家族を責めることで救われるものは、犠牲の割にはあまりにも少ないように感じます。きっかけはあくまできっかけとして捉え、乗り越えて今ここにいる自分の力を信じてほしいと思うのです。

大人になることと女らしさ

やせの追求は、一見すると子ども返り、もしくは中性化につながるように見えます。体つきも言葉も、考え方や態度も、子どものように、もしくはボーイッシュになっていきます。こうした状態は専門的には、成熟拒否、女性性の拒否などと呼ばれます。

大人の女性になること、これは性的発達の第一歩を意味します。思春期の少女にとって異性愛（性欲）を認めることは、それ自体が未知の体感です。わけがわからないものへの不安や恐れが起こります。そうすると、男の子のことなど考えなくてもよかった、安心できる母子密着時代へ戻ろうとします。それは、オッパイがふくらんだり、丸みを帯びた体になることを否定したり、嫌ったりする心理につながります。その結果、多くの彼女たちが理想とするのは、学童期の男の子のような体型になるわけです[7]。自分が性的な対象になること、性的な存在である他の女性を嫌悪することもあります。

一方で、大人になることや自己実現することと、身体的・心理的・性的発達は表裏一体ですから、大きなジレンマに陥ります。これが摂食障害という病態や異常な食行動に現れているともいえます。

この罠に、母親も少々絡んでくることがあります。こうした行為の裏側に、無意識に子どもでいてほしいと願う母親の欲望と、それに応える娘、自立・分離をめざす本当の自分との葛藤がある、と指摘する専門家もいます。特に母親自身に男性関係でのトラウマがあったり性的嫌悪や男性嫌悪がある場合や、母親が男性関係にいいかげんだったり性の問題で苦労が多い場合などに、娘の成熟拒否感は強まるようです。母親のようにはなりたくない、そう思いながらも、母親と同じような男性に惹かれたり、同じ傷つきを味わってしまう、結果として同じような脚本を演じてしまう悲劇が、プリンセスのライフストーリーを複雑にしています。

快感と発散

患者さんたちの中には、吐くことが楽しみ、吐くことは自分を支える唯一の手だて、発散する方法として一番、とおっしゃる方がいます。どんなにつらくとも、食べ吐きは手放せないもの、自分を形成する柱、とさえ言われます。

吐くことは、体にとっては大変なストレスになります。ストレスが付加される状況、これは生物にとって危機状況といえます。例えば、激しい運動、遭難、飢餓、災害、病気、などが、危機状況の代表的なものです。こうした状況では、後でも触れますが、体内や脳内でさまざまな防衛反応が起こります。そのひとつが、脳内にある生体防御ホルモンの活性化で、特に脳内麻薬といわれるβ-エンドルフィンの分泌です。[8] つまり、ドラッグをやっているのと同じ状態です。ですから、自分でも止められなくて、吐くために食べるようになります。嘔吐の後の後悔、自責、またやってしまったという気だるさにもかかわらず、やめられなくなります。[8] こうして自縄自縛の罠にとらわれたプリンセスは、快楽を追いかけ、さらなる悪循環にはまってゆくのです。過食嘔吐には、食べるだけではないもうひとつの快感が深く関係しているのです。

気持ちの上でも、過食はいらいらした気分や怒りを発散する、発散行為といえます。言葉を換えると、自己破壊的な行為であり、物質依存（お酒や薬）や嗜《し》癖《へき》問題（ギャンブルなどの癖）との共通性があります（図3－3）。いずれも不快感情を紛らわす方法ですが、しかし本当の問題を何かで否認してい

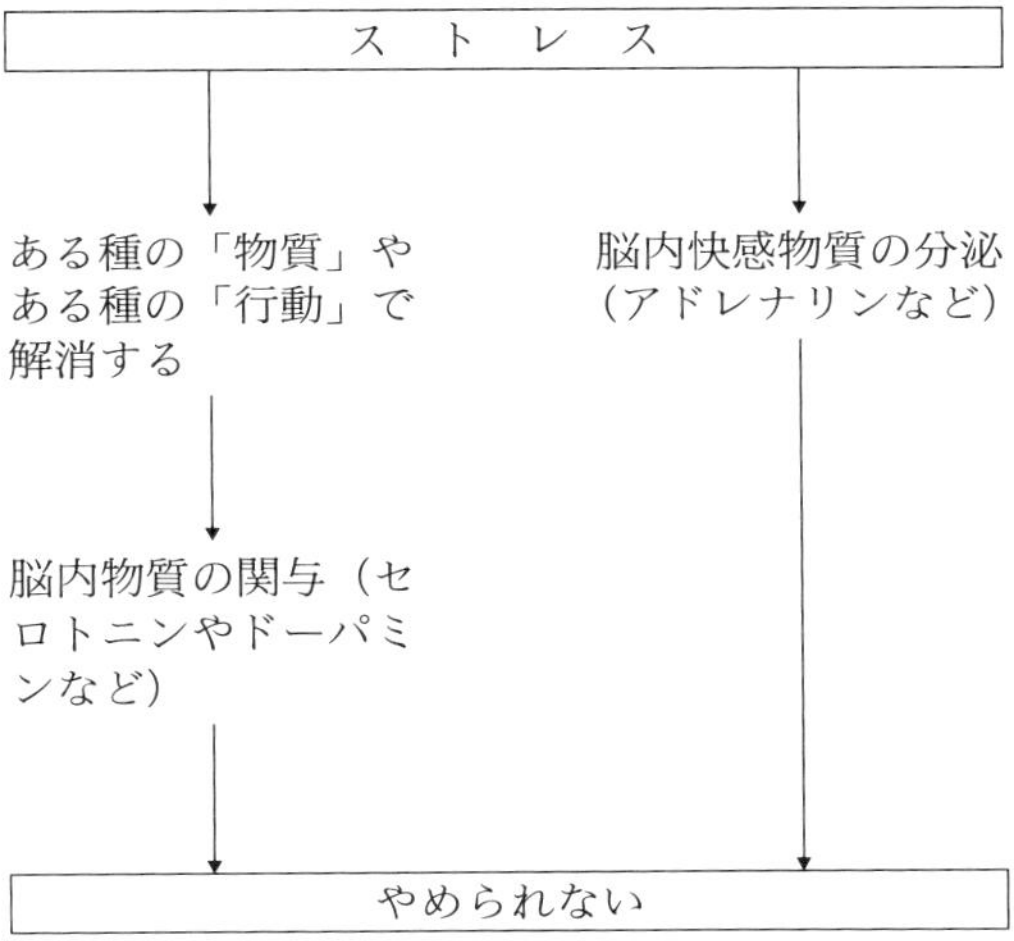

図３－３　ストレスと脳内物質
快感物質といわれる脳内ホルモンには、エンドルフィン、エンケファリンなどがあり、強いストレスや飢餓状態で分泌される。これは、依存行動（嗜癖）に関係する。急性ストレス時にはアドレナリンが分泌され、一過性に興奮に陥る。長期にじわじわとストレスがたまると左のようなプロセスを経る。

るわけです。そしてその紛らわすための行動や物質が、やめられない、頭から離れないものになっていくのです。もし、こうした行為の背後にある怒り、さみしさ、信頼感の不足に、目を向けられたら……。でもそれはとてもつらいことです。慰めや満足を、物でなく人から得ること！　これができたら、と思います。

コントロール

自分をコントロールすること、これは意外に難しいものです。でも大方の人が、何とか大きな問題を起こさずやっているのが現実です。ちょっとした失敗や、思うようにいかないことがあっても、「この程度のことはやり過ごしたり、まあまあいいや、として次に進もうか」と考える、これもひとつのコントロールの方法でしょう。

ところが、自分の考えや行動、生活を過剰にコントロールしたい、しないと落ち着かない、不安にかられてしまう、こうした状況がこの病気に関係しています。気持ちが揺れること自体、自分がコントロールできていない証拠ですから、それをコントロールするために、さらにあらゆることをコントロールしようとします。関係する他人の行動、ひいては自分の体型もコントロールしないと、という強迫観念に支配されます。

細かなことへの強烈なこだわり、これもコントロールに関係した心理的な特徴です。患者さん方は大変栄養学に詳しく、カロリーや栄養素について、こと細かくチェックします。入院すると、病院食が出ますが、いくら栄養士さんががんばっても、毎日１キロカロリーの誤差もなく献立を組むのは不可能です。例えば、１日総カロリーが１２００キロカロリーとすれば、日によって１〜２キロカロリー多くなる時もあります。配膳によっては、同じ食事でも他の人と０・１ｇも違わない、なんてことはありえません。しかし、患者さんは、これが許せないのです。食べ方や、作り方の順番、いつも決まった通りのやり方や時間のかけ方、こうしたことに非常にこだわります。

しかし、所詮人間、すべてをコントロールするなんて無理なのです。どんなスーパーレディやプリンセスも、うまくいかないことはありますし、他人を完全にコントロールすることはできません。コントロールできないときの不安、怒り、絶望、落胆は、想像以上のものがあるようです。

コントロールしようともがけばもがくほど、コントロールしようとする気持ちに支配される。こんなジレンマが、彼女たちにはいつもついてまわるのです。

活動性

患者さんたちの中には、1日で3〜4時間を歩き続けたり、さまざまな運動練習器具を買い求めたり、「寝ると太る」と思い込んでなるべく横にならないように無理を重ねることがよくあります。じっとしていると、どんどん太ってしまうのではないか、という考えに支配されているため、こうした過剰な行動が起きるのです。こうした状態は、患者さん全体の4〜8割にみられるといわれます。

一般的に拒食症の患者さんの場合、特に発症して間もないときには大変活動性が高まります。「過活動」という言葉で表されますが、落ち着かず動き回ったり、エネルギー消費を増やすような活動を好み、さまざまな運動を過剰に行うことをいいます。こうした過活動は、激やせ状態の患者さんには大変な負担になります。骨を弱めたり、体の循環が異常になったり、最終的には消耗して、動きたくても動けない状態なってしまうのです。時には、動くことに過剰にとらわれ、動けないことがさらに精神的に不安を強めるということもあります。こうした活動性の変化を捉えることは、大変重要なことです。

私たちの毎日の生活や行動を考えると、ほぼ同じように規則正しい生活をしている方もいますし、勤務時間が不規則であったり、自然や季節に生活が影響を受ける農家や漁業に関わる方々もいます。われわれは、仕事や状況に応じて、また生活環境や体調に合わせて、活動を変化させる生物です。一般の人々の活動が、季節によって影響されるといういくつかの報告があります。多くは北半球で研究された結果ですが、秋冬に比べ、春夏のほうが活動的といわれます。

こうした季節変動は、摂食障害の患者さんにもみられるようです。体重変動と生理が、季節と関係があるという報告もあります。シドニー大学で交換留学生として研究に携わっているドイツ人研究員へシュラーらのグループは、拒食症における活動性が季節により変動するか、一般の女性に比して活動性が高いのではないか、という点について調査をしています[9]。17名の患者さんと20名の対象者を比べ、冬と秋に活動性の強さ、頻度、時間について面接を行い聞き取り調査をしました。さらに3次元方向への体の移動（体動）を調べるアクセラレーターを装着し、3週間のあいだの体動をモニターしました。その結果、若干、秋のほうが活動の高い傾向がみられましたが、予想に反してその差は大きなものでなく、また一般の女性と拒食症では活動の頻度も体動も違いがみられませんでした。これは、シドニーでは季節による気温差が比較的少ない、春夏との比較をしていない、オーストラリアはスポーツが非常に盛んな環境にある、対象が比較的体重が改善したケースである、体脂肪の変化のほうが季節性に変動しやすい、治療プログラムにきちんと従えている患者さん方のデータである、という点が影響していると彼女たちは述べています。今後は、活動の内容をより厳密に調査すること、例えば、非常に激しい活動（スポーツなど）、活動時間とエネルギー消費との関係、体脂肪の変化なども、季節との関係で調べていく必要があるようです。

胃から出る「ホルモン」

体の中では、さまざまな物質が自ら生成され、分泌されています。それらは、体のバランスを整えたり、さまざまな機能を調整しています。そうした物質の多くをホルモンとか、内因性ペプチドと呼びます。そうした物質の中には、食欲やエネルギー代謝を調節しているものがあります。代表的なものは、レプチンと呼ばれるペプチドで、皆さんの嫌いな脂肪細胞から分泌されています。レプチンは、エネルギーを消費するように働いたり、食欲を抑えたりするといわれます。最近それと逆の働きをする新しいペプチドが日本人のグループにより発見されました[10、11]。それは興味深いことに胃の細胞から多くが分泌されているのです。成長ホルモンと呼ばれる物質を分泌させる働きとともに、強力な食欲亢進と、エネルギーを蓄積するような代謝調節をするといわれます。彼らによると、ヨーロッパ基語で成長（grow）を意味する〈ghre〉と、成長ホルモンを分泌（release）するという意味から、グレリン（ghrelin）と命名されたそうです（図3－4）。

さて、摂食障害は食欲や代謝の変化が大きくかかわってくる病気ですから、当然こうしたペプチドの変化が予想されます。この病気の原因になっているかどうかは別にして、拒食症ではこのグレリンが異常に高値であるといわれます。実際われわれでも患者さんに協力いただき、測定を行いました[12]。まだ数は少ないですが、拒食症ではやはり高値で特に体重や食べ吐きのひどさと相関するようです。グレリンが高いにもかかわらず体重が増えない、これは生態にとって大変奇妙な状態ですから、グレリンも異常に高くなったりするのでしょう。過食症の場合、大方体重は正常範囲にありながら、食欲は強いわけですから、やはりグレリンが影響しているのかもしれません。またすでに、鹿児島大学心身医学科のグループは、摂食障害におけるグレリンの変化について詳細な研究を発表しています[13、14、15]。彼らは、食べ吐き型の拒食症で最もグ

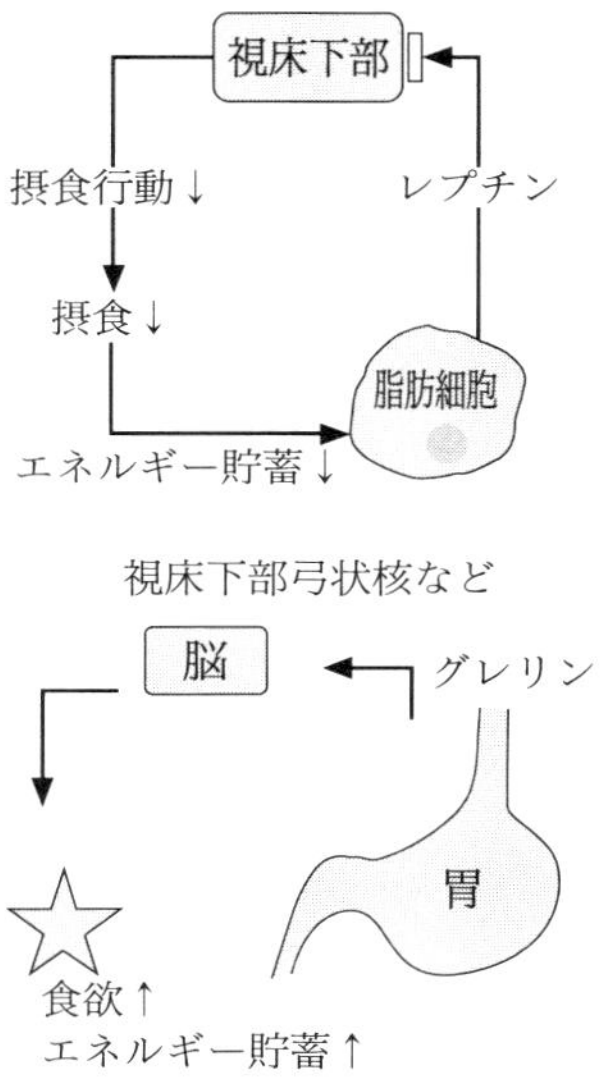

図3－4　レプチンとグレリン

レリン値が高く、これは嘔吐という刺激により胃からの分泌が促進されたのではないか、と述べています。これは大変興味深い指摘で、グレリンにより食欲が亢進し、過食してまた吐いてしまう、という悪循環をよく裏づけており、食べ吐きの治りにくさも説明がつきます。

ボディイメージあれこれ

われわれは自分の体の大きさや、太っているかやせているか、などを、いつどう感じているでしょう。確かに普段の生活の中で、自分で自分の姿を見ることはあまり多くありません。常日頃、自分が写った写真やビデオを見ているわけではありませんし、写真やビデオでたまに自分を見ると、あれ太ったな、などと感じるわけです。毎朝鏡を見ることもありますが、ひげをそったり、歯を磨いたり、それ以外あまり自分をモニターしません（男性と女性とでは多少違うとは思いますが……）。それから毎日会っている人でなく、たまに会う人から「やせたね」などと言われると、自分のイメージの修正や再確認に役立ちます。

いずれにせよ、「いつもの自分の体」というイメージを決めるある種の基準が内にあって、そこからのかたよりに従って、「やせた」とか「太った」と感じたり判断するわけです。こうした自分

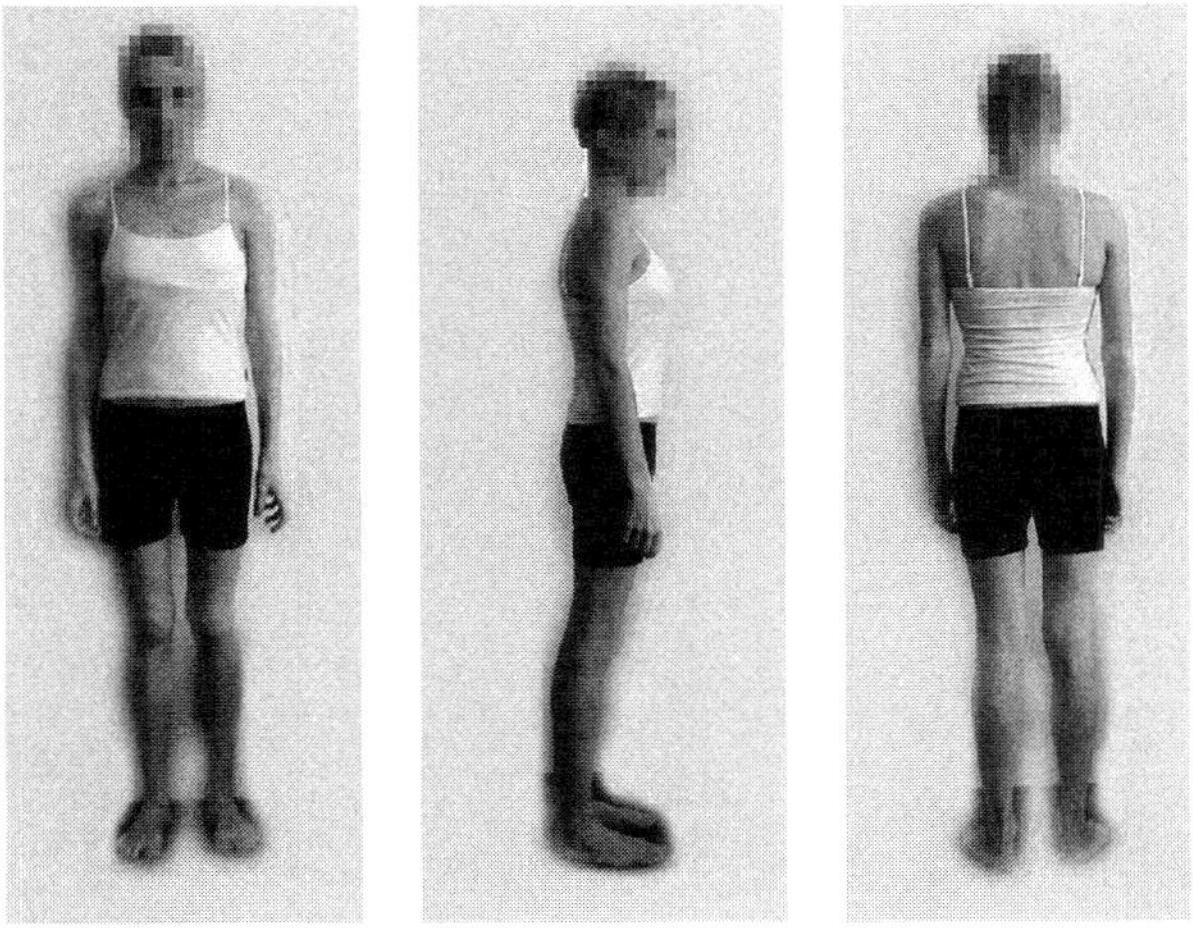

図３－５　「ボディイメージ」とは？
この写真をみて、あなたは「やせている」と思いますか？
それとも「太っている」と思いますか？

の内にある感覚を、ボディイメージといいます。この基準となるイメージは、通常は客観的な基準、たとえば「体重」とか「体脂肪率」とそれほどかけ離れてはいないものです。この病気になると、この感覚がひどくおかしくなり、過剰に自分を大きく捉えたりひどくやせていることに気づかなくなります。

　私が留学したシドニー大学のグループ[16、17]は、長年この問題について研究しています。例えば、自分の姿を写真やビデオに撮ったり、シルエットを測ったりしておきます。それを通常の体型の女性のものや、太っている人のもの、やせている人のものと患者さんのものを比べたり、その時の気持ちや感じ方を調べます。また実際の自分の写真やシルエットと、彼女たちの選んだ写真やシルエットとがどれほど隔たっているか、を調べています。結果として、この病気の人たちは実際の自分の姿に対してより不快にかつ太っていると感じていることがわかっています。拒食症では実際の自分のやせている像を、イメージとしては（数値として、認知として）かなり正確に把握できています。ただし、その事実を「自分はかなりやせている」と感じられないところに問題があります。むしろ「まだ太っている」とさえ捉えているのです。過食症の人は、自分のイメージそれ自体が大きく歪んでいて、実際の自分より大きめの写真やシルエットを選ぶようです。感覚の歪み、捉え方の歪み、感じ方の歪み、さまざまな段階がこの病気に関係しているのです。図には、われわれが研究に使用したボディイメージ写真の一例を示します。あなたは、どう感じましたか？（図3—5）

脳が関係する!?

実はこうした感覚や捉え方をつかさどるのは、大脳の一部、主に前頭葉や連合野といわれる領域なのです。これまで、身体感覚をつかさどる脳の領域に関して、若干の研究が行われています。患者さんと通常の女性とで、関係する脳の部位や、イメージを評価するときのパターンが多少違うといわれています。特に、通常は感じない強い不安や嫌悪を、自分の身体イメージから受ける場合、脳の深い部分にある扁桃体や海馬といわれる部分が過剰反応するといわれます。

私たちはシドニー大学、ニューサウスウェールズ大学と共同で、こうした身体イメージに関係する脳の部位と、イメージの歪みや感覚のずれ、に関係する脳神経のネットワークを、ハイテク機器（機能的核磁気共鳴画像法）を使って研究を進めています。まだまだ結論的なことはいえませんが、前頭葉といわれる脳の前の部分、とくに判断や記憶、情報処理に関わる前頭前野で血液の流れ方に違いがあること、身体イメージには脳の深い部分と前のほうの部分とのつながりが影響しており、この病気では通常のつながり方と異なること、がわかってきています。

われわれはまた、近赤外線分光法（頭の表面にごく弱い光を当て、その部分の脳血液量の変化を簡単に測る方法）といわれる最新の機械を用いて、言葉を思い出して発言するときの脳の働きをリアルタイムでモニターする研究を進めています[18、19]（図3－6、図3－7）。簡単にいうと、脳の働きが目で見える、というわけです。これによると、脳での酸素の使われ方（血液の量や場所）が、同じ処理をした場合でも病気によって異なることがわかってきました[20]。摂食障害では、どうも省エネに近いパターンをとることが示されました。また、食べ物を見たときと景色の写真を見たときとの

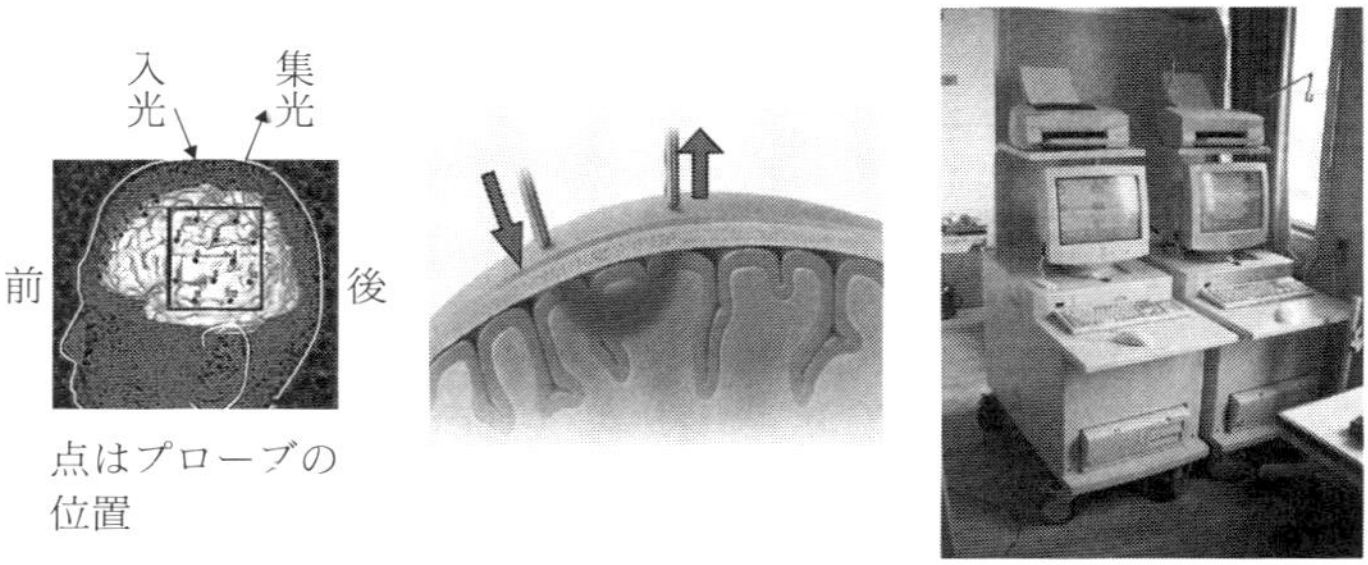

図３－６　光トポグラフィーの原理と測定
Multi-channel NIRS（optic topography）。太陽光の10％ほどの近赤外線を頭の表面に当て通過した光を測定すると、その部位の脳血液量変化が測れる。

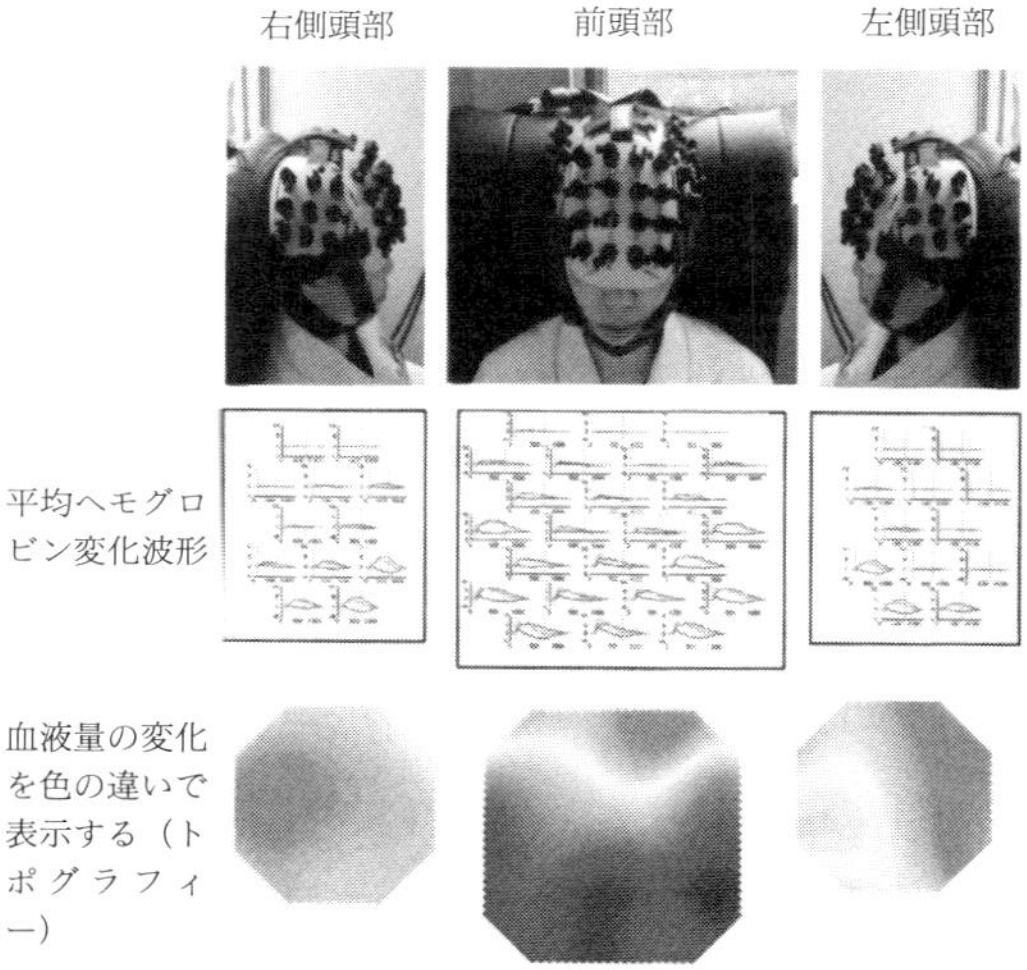

図３－７　光トポグラフィーの測定の実際
上はプローグ装着したところ。中は、測定したヘモグロビン変化のグラフ（各チャンネル毎に表示）。下は、それをもとにしたトポグラフィー。

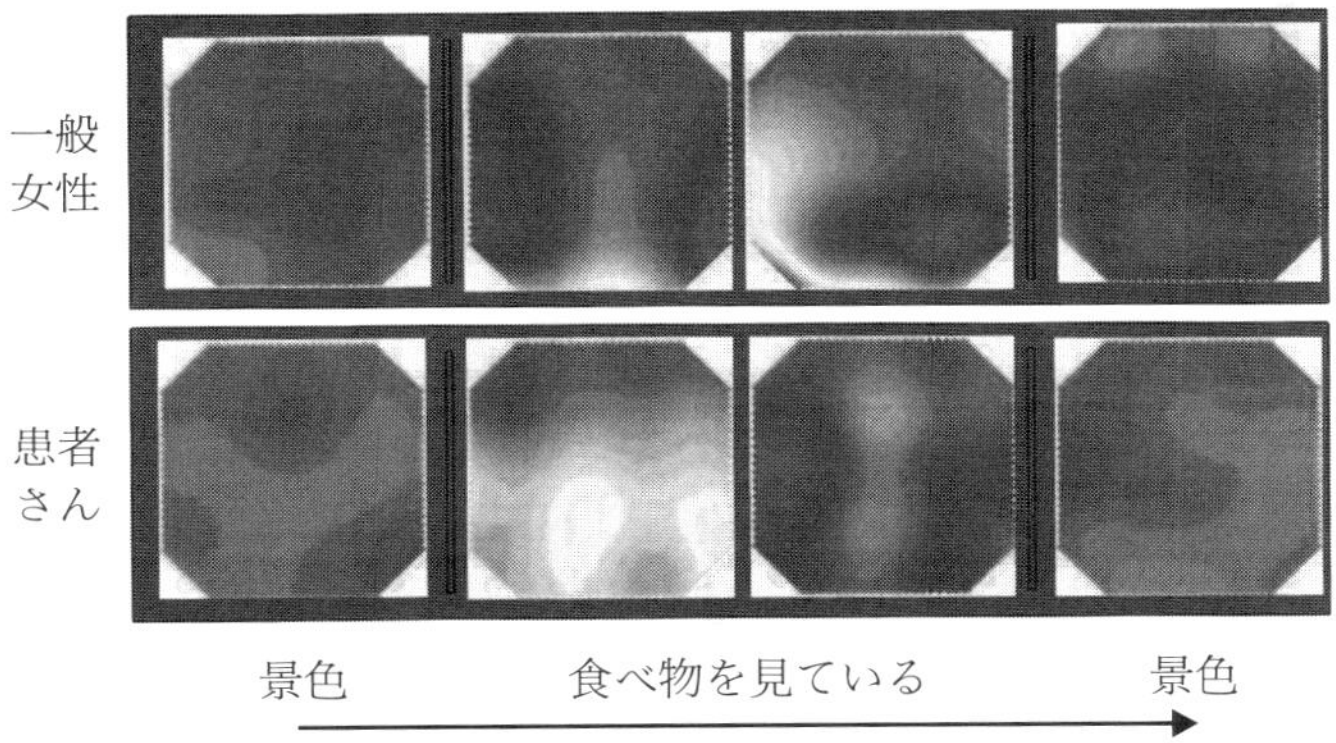

図3－8　前頭部の酸素化ヘモグロビン濃度変化

脳の働き方も、同様に検査してみました。[注1] 症例数は少ないのですが、図3－8に示すように一般の若い女性と摂食障害の女性とでは、脳の前の部分（前頭葉）で血液の増え方が違ったパターンを示すことがわかります。食べることを考えまいと必死に抑えようとしているのか、それとも食べたいという気持ちが強く刺激された表れなのか、いずれにせよ患者さん達が過剰に「食」にとらわれていることを示す結果といえるのではないでしょうか。

　この方法の詳しいことは、新聞や雑誌、テレビ[注2]などでも紹介されておりますので参照下さい。[21、22、23、24]

薬物療法

摂食障害にともなう精神心理的な変化、例えばうつ

表３－１　摂食障害に用いられる抗うつ薬とその効果についての報告

・パロキセチンやサートラリンなどのSSRI（過食症において効果があるらしい、低体重、低栄養の拒食症では効果がないらしい、併存するうつ症状や強迫が改善、過食嘔吐に対して１年以内の予防効果がある、などの報告がある） ・フルオキセチン（認知行動療法との併用で抑うつの改善、体重増加、摂食異常の改善に効果があるという報告がある） ・ベンラファキシン（抑うつ改善や体重増加に加えて、不安の軽減にも効果があるらしい） ・シタロプラン（低栄養状態患者では、抑うつや強迫、衝動性は改善するも、体重増加に違いはないという）

日本で発売されているのはフルボキサミン（ルボックス・デプロメール）とパロキセチン（パキシル）のみ。世界で最も売れているのはフルオキセチン。

状態や不安、緊張に対して、しばしばお薬による治療（薬物療法）が行われます。主に使われるのは、抗うつ薬と抗不安薬でしょう。これらの薬物は、いずれも脳内の神経伝達に働きかけ、神経の働きを調整するわけです。

近年注目されているのは、セロトニンやドーパミンなどの神経伝達物質の影響です。

脳内にあるセロトニン神経と呼ばれる神経回路が、食欲、情動、不安、衝動性、強迫行為に関係することがわかってきており、過食症でセロトニンが低下しているらしいといわれます。最近はやりのうつ病の薬であるＳＳＲＩ（選択的セロトニン再取り込み阻害薬）は、このセロトニン神経系を活発化させますので、これらによる薬物療法が効果を示す、という報告もあります（表3－1）。

　こうした神経系以外に、摂食障害には自律神経系も大きく関係してきます。不安や緊張で交感神経が刺激され、動悸や発汗、過呼吸、めまい、腹痛などが起きることもあります。過度のこだわりや神経の使いすぎで気持ちがぴりぴりいらいらすることは、よくみられます。こうした過緊張、不安状態、こだわりに対しては、抗不安薬と呼ばれるお薬が処方されます。いわゆるリラックスをもたらすお薬です。その効果は個人差がありますし、眠気やふらつき等の副作用もあり、あくまで補助として使われることが多いようです。また、体重閾値の変化に関係するといわれる視床下部という脳の奥のほうにある部分に異常があるとか、興奮したり緊張したりすると増える神経伝達物質であるエピネフリン（アドレナリンとも呼ばれる）の機能異常があるとか、報告されていますが、意見は一致していません。さまざまなホルモンバランス、例えば女性ホルモン、成長ホルモン、副腎皮質ホルモン、甲状腺ホルモンなど、内分泌機能異常が関係するともいわれますが、確実とはいえませんし、栄養失調による2次的な現象という見方が大勢です。

　前にも述べましたが、人間の飢餓状態では、一過性にアドレナリンが昂進し、これによりいわゆるアドレナリンジャンキー（過活動）になります。これは前に述べたダイエットのときの恍惚感にもつながります。同時に脳内オピオイド（興奮性物質）、これは一種の麻薬に近いものですが、これらが飢餓状態になったりマラソンのような激しい運動をすると分泌されます。これによって依存傾向におちいるわけですが、こうした状況も脳が強く関係しているのです。

薬物により、こうした脳の変化を調整することが試みられています。しかし薬物療法だけで根本的に解決することは困難です。補助的に自分に合ったお薬を必要な時に使うことで、解決に向かっていけるはずです。

前頭葉と人間とサイコセラピー

養老孟司のベストセラー、『バカの壁[25]』をお読みになった方は多いと思います。その中に、ここ10～15年ほど子どもたちの抑制の力が落ちているという研究が紹介されています。同時に、脳の前の部分である前頭葉の機能を調査する検査結果も並行して低下していると記載されています。前頭葉は、人のさまざまな高次機能（思考や判断、注意、記憶など）に関係していますが、その大きな働きに、「抑制の力」があります。例えば、右手と左手で別の動きをするときに、同時に同じ動きをしないようにする、無駄な行動やしてはいけない行動を抑える、不必要な活動をしない、といったことに関係します。抑制の力が落ちるということは、簡単にいえば我慢がきかないとか、ミスをしやすいとも言えます。こうした徴候が、「すぐキレる」若者とか、衝動的な問題行動、短絡的な犯罪の増加に関係していると述べられています。

精神医学の領域では、脳機能の変化や不調、特に前頭葉の機能異常が心理的問題や精神疾患と関係していることが数多く示されています。これまで行われたいくつかの研究結果から、摂食障害において前頭葉（脳の前の部分）の血液の流れや働きに健常者との違いがあると報告されています。摂食障害の病態が、時代とともに完璧主義志向の制限型から、短絡的衝動的な食べ吐き型に移行していることは既に指摘しましたが、前頭葉の働きの低下と無関係とは言えません。

さて前頭葉の前方部分は前頭前野と呼ばれますが、ここは人間らしさを特に司ると言われます。人間は他の哺乳類に比べ、この部位が発達して大きくなっているわけです。天才神経科学者中田力[26]によれば、前頭前野は「理性を持ち、感情を抑え、他人を敬い、やさしさを持った、責任感のある、決断力にとんだ、思考能力を持つ哺乳類」である人間を条件づける役割を果たすといいます。私たちはせっかく前頭前野の能力を持ちえているのですから、この部位の力を大事にはぐくみ、十分発揮し、さらに高めていくことが、まさしく人間らしく生きることと言えましょう。逆にこの部位の働きが自然に低下しているとしたら、これは大変な悲劇です。現代社会の抱える問題を省みれば、健康だと思い込んでいるわれわれにも、こうした力が低下している可能性があります。

では、この部位はどうしたら活発に働くのでしょうか。例えば、母親と会話している子どもではこの部分の血流が大変増加すると報告されていますし、何人かで行う昔ながらの遊び、例えばトランプなどをしていると、自分の順番でなくとも活発に前頭葉が働くと言われます。(注3)

精神科医や心理士が行うカウンセリングや精神療法も、いわば前頭葉を地道にトレーニングしたりリハビリしていることになるのかもしれません。古典的な精神分析では、寝椅子に座って自由連想を行いますが、このとき母親や父親がセラピストを通して実際そこにいるかのような心理状態となります。心の中の親と、いわば会話するような状態で、思考がめぐるわけです。またグループセラピーでは、個人療法では得られないような劇的な変化や肯定的側面が現れます。他のメンバーをいたわったり、共感したり、支え合ったりするわけです。集団を通して、前頭葉が活発化していることにほかなりません。特別なサイコセラピーを通してでなくとも、親子や友人、知人や仲間、社会に生きるさまざまなタイプの人間とのかかわりを通して、前頭葉をはたらかせて人間らしく生きることが何より基本でしょうが。

（注１）ここで紹介した私たちの研究は、その趣旨を文書で説明し、被検者に文書で同意を得て行われました。

（注２）ＮＨＫ「ためしてガッテン」２００４年３月31日

（注３）ＮＨＫ教育テレビ　特集「前頭葉」２００３年12月

第4章　物語の広がり

オレンジの病

これまでの歴史の中で、拒食症と類似点を持つ病がいくつかあります。中でも「白い死」の病といわれた結核は、社会や文化とのかかわりにおいて、興味深い共通点を持っているようです。両者はいずれも消耗の病として特徴づけられます。17世紀には、拒食症と結核はPhthysiologia（消耗を意味するギリシャ語）を生じる同じ種類の病として描写されています。カッパドキアの有名なアリタエスは、以下のような結核の患者を記述していますが、今でいう拒食症の女の子にそっくりです。

「身体は骨の形が明らかに見えるくらい消耗し、爪は平らになり通常の丸みを失い脆い、鼻は鋭くやせ、頬は張り異常に紅潮、目は深く窪んでいるが、眼光は鋭く輝きを増している、笑うときもあごは下がらず、死体の笑みのよう、肋骨は先まで明瞭に姿を現し、肩甲骨はまるで鳥の翼のよう……」

結核も拒食症も青年や若い女性を、時にかつては裕福な庇護の下にある思春期の人たちを襲う病気でした。これらの病気は、ミステリーとロマンスに満ちています。才能あふれた若者の悲劇の死、として物語は語られます。病気の経過は長年にわたり、かつ時代とともに病気をとりまく状況は変化します。これらの病はともに医者を当惑させ、治療のうまい方法が見つからず、結果として奇妙な民間治癒の試みがいくつも生まれました。

つい最近まで、結核患者はトーマス・マンの『魔の山』に描かれるようなサナトリウムで静養し、栄養食と太陽を浴び、勉学や社会から隔離されて生活し、大変な苦労を負ってきました。ある者は治癒し、多くは慢性化するか、早すぎる死を迎えます。時は移り、病は克服されたかに見えますが、常に同じことは繰り返されます。病原菌が発見され、有効な抗生物質が開発されましたが、いまだ問題は消えていません。第三世界では最大の健康問題であり、西洋でも薬剤に抵抗性の結核病原菌の出現やエイズウイルス感染症における抵抗力低下時の日和見感染源として、問題は残っています。

結核のみならず、多くの重傷の病は社会に多大な影響を与え、一方、社会からも規定される部分が多いのです。患者のみならず、家族や友人さえもそうです。時に無垢な若者、ロマンティックなオーラを持つ純粋な人を見舞う病は、「美人薄命」や「天才の早死」、といわれるような言葉で形容されます。これらは、近代医学に疑問を投げかける病でもあります。

確かに、こうした記述の一部は拒食症にも当てはまります。彼女たちは、不合理な社会の犠牲者となった若き純粋な患者たちと描かれます。彼女たちの治療への拒絶は、反抗のみならず、畏敬や感嘆の念で見られます。彼女たちは悲劇のヒロインとなり、マスメディアは独特の原因論を持ってこの病を取り上げます。援助の側にある専門家は、彼らの提示する奇妙な、そして、証明できないような説明や治療法に戸惑い、振り回され、途方に暮れるのです。

ちなみに私のボスであるピエール・バーモントは、摂食障害を「オレンジの病」と呼んで、過去のペスト（14世紀には黒ペストと呼ばれた）、結核（白い死）などの社会的に大きな問題を投げかけた病と比較しています[1]。

これらは、言い換えればまさしく人間らしい病といえるのかもしれません。これら病の歴史から学ぶことは、正しい科学的な治療や予防の確立がまず望まれる、ということでしょうか。

境界線上の姫たち

　こうした食をめぐる問題には、どこから異常でどこからが正常という区別は難しいものがあります。通常でもストレスで食べすぎたり、飲みすぎたりすることはよくあります。

　例えばやせることを理想とする考えは、６歳の女の子にはすでに存在するという報告があります。オーストラリアの調査[2]では、若い女性の約半分にダイエットの経験があり、12％は５回以上の経験者です。29％は絶食や過激なダイエットを経験しており、６〜８％は嘔吐ややせ薬、下剤を使用しています。最近の日本の調査でも、若い女性の予備軍の存在が指摘されており、病気とはいえないまでも、境界線上にはたくさんの若い女性たちが並んでいるのかもしれません。

　予備軍に関しては、たいへんおもしろい、というよりもちょっと怖くなるようなエピソードを患者さんから聞いたことがあります。東京の短大に通っている患者さんが、夏休みに郷里に戻ってきました。休み中だけ、私の外来に顔を出してくれたのです。彼女は女子寮に入っており、食べ吐きも以前より少なくなり、授業にも通っています。彼女の寮には女性トイレが５つあるそうですが、一番はじのトイレは、パージング（嘔吐）専用という暗黙の了解があるそうです。食べ過ぎたりの

郵便はがき

料金受取人払

杉並南局承認

49

差出有効期間
平成17年5月
20日まで

（切手をお貼りになる必要はございません）

168-8790

（受取人）
東京都杉並区
上高井戸1－2－5

星和書店
愛読者カード係行

ご住所（ a.勤務先　b.自宅 ）

電話　（　　　）　e-mail:

勤務先	ご専門 所属学会

（フリガナ）

お名前　（　　歳）

※どちらかに○をつけてください。

Book Club "PSYCHE" 会員ですか。（ はい ・ いいえ ）

会員番号（会員の方は必ずお書きください。）

お買上書店名　市区県　書店

書名　**「食」にとらわれたプリンセス**

★本書を何でお知りになりましたか。

1.新聞・雑誌広告　　2.書評または紹介記事（掲載紙名　　　　　　）

3.書店で見て　　4.知人からの推薦

5.Book Club "PSYCHE"〈当社の特典付会員制販売システム〉

6.当社からの広告　　7.その他（　　　　　　）

★購読されている新聞・雑誌は何ですか。

新聞（　　　　　　）雑誌（　　　　　　）

★本書についてのご意見、ご感想をお聞かせください。

ご 注 文 欄

書　　名	冊数

□Book Club "PSYCHE" 会員案内希望（無料）　□図書目録希望（無料）

オモテ面に、ご住所・電話番号等お書き忘れのないよう、お願い致します。
なお、当社ホームページからもご注文いただけます。

URL http://www.seiwa-pb.co.jp

み過ぎると、寮の女の子がここで吐くのだそうです。彼女の過食は寮の仲間に知られていないのですが、なんとも複雑な気分だと、おっしゃっていました。「食」にとらわれた女の子が増加していることを示すお話です。

予備軍に関する最近の興味深い報告では、食行動の異常が大学入学後１年あたりにピークを迎えるというものがあります。また、国立大学と私立女子大学の調査で、私立大女子大生のほうが、食行動異常の傾向が高いという研究があります。地方の女子短大生が摂食異常調査の得点が一番高い、という群馬県の調査結果もあります[3]（２００３年）。地域差、年代、そして環境による影響、こうしたさまざまな要素が、ラインを超えるか超えないかを左右しているのかもしれません。

小さなプリンセス

最近小さな子どもたちの間でも、スタイルやダイエットの話題がたくさん出るようです。小学生の肥満の問題は以前から指摘されており、学校でも肥満防止の栄養的な教育などが行われるようです。生活面においては、以前とは大きく異なる習慣、例えばテレビゲームやコンピューターの普及、外での遊び場の減少、外食やコンビニの増加、夜型生活、などが影響しているのでしょう。

さて一方、小学生高学年にも摂食障害の問題が生じてきています。最近の調査[4]では女子児童が肥満に対する潜在的嫌悪を持ち、食べることの制限につながっていると報告されました。向井隆代らの調査でも、30％もの高学年小学生がダイエットを経験しているといいます[5]。この年代のケースは、特に小児科領域の先生方が担当されることが多いのでしょうが、何らかの契機で、拒食、激やせ、過活動に陥る児童も増えているようです。明らかなやせ願望や、肥満恐怖、身体イメージの障害、体型や体重へのこだわりはみられないものの、とにかく食べない、でも学校や部活動はやりたがる、給食を食べない、家に帰ってやたら走ったりする、などの行動から、親御さんや先生が心配されるケースがあります。勉強のこと、友だち関係、クラブ活動など、この時期特有の問題は当然関係してきますが、そうしたことがあるからといって、皆がこの病気にあるわけではありません。

いずれにせよ、この時期の子どもたちは、明らかな言葉で自分の問題や心を語ることはできなくても、行動や態度で何かしら心の叫びを主張し、伝えているかのようです。

ちなみに小児科の先生方がこの病気に抱く印象はどんなものでしょうか。あくまで知り合いの方々の意見ですが、若年の患者さんは治りやすいし、対応しやすい、とおっしゃいます。実際精神科の門をくぐるまでもなく、学校の先生や養護の先生、家族、親族や友人、ひいては自分自身の成長という力で、問題をクリアしていくケースが多いのかもしれません。また、早めにかかりやすい小児科や内科の先生に相談されることも、良い結果に関係しているのかもしれません。

酒、ドラッグ、そして……

この病気を抱える患者さんの中には、特に過食症の場合が多いようですが、お酒や薬にはまってしまう方がおられます。これにはさまざまな理由があるようですが、アルコールで肝機能が悪化したり、飲酒運転、薬との併用、無謀な多量飲酒、など、問題が重なっていくケースがあります。お酒と同様、ある種の薬を手放せなくなったり、本来の目的とは違った使用をしたり、自分を傷つける目的で自暴自棄となり多量に服用したりする場合もあります。

いずれの場合でも、自分の中にある、ある種の攻撃心や衝動的なエネルギーがこうした行為により発散されたり、不安や苦しみ、落ち込みから逃れるすべだったり、逆に生きているという実感がスリルや痛みを伴うこうした極端な行動を通してでなければ実感できない、などの理由があるようです。ただし、こうした問題には危険が伴います。危機一髪のところで一命を取りとめた方もあるでしょう。周囲からは「危険だからやめろ」「こんなことはやめなさい」という注意や叱咤を受けますが、こうした行為は簡単には解決できないのです。実は彼女たちの心の奥深くからこだまする声にならない叫びが、こうした依存や嗜癖《しへき》に現れていると、彼女たちとのかかわりを通して感じています。

体の悲鳴

この病気は心理的な面だけでなく、さまざまな身体に影響を及ぼします。表４―１、表４―２には自覚する症状と、病気として起こりうる状態を挙げました。これらの表に見る通りですが、まさしく、頭の先から爪の先まで、あらゆる変化や病気が起きるのです。

過去に経験した患者さんの中には、あまりにやせすぎ、皮膚と肉をつなぐ結合組織が緩くなり、いわゆる皮がはげた状態になってしまった方がいます。皮膚の下に空気が溜まった状態になってしまい、とても危険なケースでした。しかし安静も保てず、大変周囲は心配しましたが、本人は危険を理解してくれていなかったようです。通常の状態ではかからないような菌、例えばカビやウイルスなどが体に入り込み、肺炎を起こすこともあります。食べ吐きがひどく、腰骨を痛めて寝たきりになってしまった方もいます。食べ吐きで足がむくんだり、耳下腺が腫脹したりすることは頻繁に起きますが、これは外見を気にする彼女たちにとっては大変苦しいことです。低血糖のためボーッ

表４－１　自覚症状(6)

○消化器・泌尿器
- 腹痛
- 便秘
- 胸やけ
- 腹満
- 頻尿
- 無尿

○咽喉・口腔
- 虫歯や歯肉炎
- 出血
- 耳下腺顎下腺の腫れ

○皮膚
- 抜け毛
- 産毛
- 乾燥肌
- 手のひらの色素沈着

○筋肉・骨格
- 成長停止
- 筋力低下
- 痙攣《けいれん》
- 骨折
- 関節痛

○全身
- 易疲労
- 寒がり
- 寒気
- めまい、ふらつき
- 低体温
- 脂肪減少により外界による体温変化が過敏反応
- 集中力低下
- 記憶力減退

○心臓・循環
- 徐脈
- 動悸、息切れ

○婦人科
- 無生理
- 不整出血

表４－２　検査所見および合併症[6]

○代謝
- 低体温と脱水
- 血球減少
- 血中コレステロール上昇
- 低血糖と肝機能障害
- 糖尿病（過食症）
- 高脂血症（過食症）

○心臓血管
- 低血圧、徐脈、不整脈（ＱＴ延長含む）
- 心臓血管壁の薄化
- 心臓膜への水分貯留
- うっ血性心不全
- 動脈硬化による心筋梗塞（過食症）
- 脳動脈梗塞や塞栓（過食症）

○神経
- 脳の萎縮
- 脳波異常
- 末梢神経障害
- 圧迫性神経障害
- 自律神経反射の障害

○血液
- 貧血（鉄、ビタミンB_{12}、葉酸欠乏）
- 白血球減少
- 骨髄低形成
- 血小板低下
- 壊血病

○腎臓
- 腎不全

○内分泌
- 女性ホルモン減少
- 甲状腺機能異常
- コルチゾール上昇
- 成長ホルモン増加

○骨
- 骨減少
- テタニー
- 圧迫骨折
- 変形性関節症（過食症）

○消化器
- 唾液腺炎
- マロリーワイス症候群
- 上腸間膜動脈症候群
- 消化機能の減退、腸閉塞
- 過敏性大腸
- 脂肪肝（過食症）
- 胆道疾患（過食症）

○免疫
- インターロイキン１低下、ＴＭＦ-Ａ低下による重傷感染

○呼吸器
- 呼吸不全
- 睡眠時無呼吸（過食症）

○その他
- がんにかかるリスクの増加（乳がん、子宮がん、大腸がん）

としているときは、命がまさしく悲鳴を上げています。ほうっておくと脳死に至りますので、直ちに糖分補給が必要です。体重が非常に低い状態では、体に必要な体脂肪がありません。そうすると、当然あるべき生理が起きません。生理がないということは、子どもがつくれないわけですし、女性ホルモンが分泌されないことにつながります。これによって特に影響を受けるのは、骨です。女性ホルモンはこの時期の骨の生成に必要ですから、骨粗鬆症《こつそしょうしょう》といって、骨年齢が60歳以上の状態になってしまうことがあります。まさしく、心も体も傷だらけのプリンセスなのです。

歯も関係する？

過食症では、食べ吐きによる胃酸で歯のエナメル質が削れて、常に知覚過敏になってしまう患者さんがいます。痛みのため、歯の神経を抜かなければならないこともあります。常に口中に食物があるため、ばい菌が繁殖しやすい状態にあり、虫歯になる確率が大変高いようです。指を喉に突っ込んで吐く方は、たいてい前歯の形が扇形に削れています。こうした理由で、歯医者さんにはずいぶんお世話になります。

この病気と歯について、面白い報告があります。[7] マリーンとゴールドバーグらが２００１年に報告した研究です。彼らは、98名の摂食障害を持つ人々に対して歯の治療に関するアンケート調査を実施したそうです。質問の内容は、

1、現在まで歯科矯正治療を行ったことがあるかどうか。

2、智歯（親知らず）抜歯の経験の有無。

3、上記の2つ、あるいは他の歯科治療が摂食障害に影響を与えたことがあったかどうか。

その結果、16・5％に当たる16名が歯科矯正治療を受けており、21・6％（21名）が智歯の抜歯を経験していました。そして、9・3％（9名）が自らの摂食障害に歯科治療が何らかの影響を及ぼしたと答えています。患者さん自身の回答では「私は14歳の時から拒食と過食を繰り返してきた。1年前に抜歯を受けたが、それ以来食欲がなく、以前より体重が減少したため、本当に幸せに感じた」などがありました。結論として、智歯の抜歯が摂食障害を増悪させる可能性が高いと述べています。少なくとも症状のない智歯の抜歯は、摂食障害がある患者に対しては行わないほうがよいとすすめています。また、どうしても抜歯が必要な場合は、精神科医や心理療法士、栄養指導を行う専門医などと十分に連携しながら治療することが望ましいと述べています。実際この病気にかかわらず、歯科治療と精神科医や心理士、ましてや栄養士が連携することは、日本ではまだまだ難しいのが現状ですが。

お財布の中身

過食をされる患者さんは、食費にどれくらいかかるのでしょう。年間数百万円をつぎ込むことが多い、という試算をする方もいます。実際、月に食費で約１００万円使った方がおられます。また、食費だけでなく、冷蔵庫に鍵を取りつけるためにお金をかけたとか、吐物でトイレが故障し修理に数十万円かかったとか、庭を掘って吐物を埋めたために工事費がかかった、など、大変な話を伺っています。

医療費としても、さまざまな薬、下剤、通院費などでお金がかかります。ある学会で、病歴30年あまりの患者さん1名にかかった医療費は、通算1億円以上にのぼるという報告がされました。加えて、病気によって働くことが困難になれば、生活に必要な収入がなくなってしまいます。

お金のことはあまり触れたくありませんが、この病気が患者さん自身、家族の経済に、そして日本の医療費に大きな影響を与えていることは間違いないようです。特に最近は、摂食障害の治療と称した、あやしげな民間療法がいくつも見受けられます。これらに多額のお金をつぎ込んでしまった女性も後を絶たないようですので、十分注意したいものです。

お姫様のその後

今まで述べてきたように、彼女たちの心と体はさまざまに傷ついています。いったいこの病気はいつまで続くのか、良くなることはあるのか、この病気のその後の経過に関してさまざまな疑問が浮かびます。

オーストラリアでは、フリンダース医療センターが行った大規模な予後研究があります[8]。彼らは、摂食障害患者２２０人（拒食症95人、過食症88人、その他の摂食障害37人）を5年間追跡して予後を評価しました。初診したときの重症度や摂食障害にかかっていた期間、初期の治療がうまくいったかどうかが、経過と関係するか調査しました。全体の98％（２１６人）が調査を完了し、5年後には拒食症患者の56％、過食症患者の74％、その他の摂食障害患者の78％で、摂食障害が軽快していました。拒食症患者では、初診時の重症度と予後とが関係していました。過食症では、初診時にみられた身体に関連する症状や心理的・社会的な障害が不良な予後と相関していました。彼らは、初期治療で体重が生命に支障のない範囲にまで戻った場合を「治療成功」とし、不成功の場合とさまざま比較しましたが、いずれも5年後の予後に違いはありませんでした。また、5年間で拒食症患者のうち３人、その他の摂食障害患者のうち２人が死亡していました。このように、半分以上の患者さんで、症状が改善（軽快）しています。しかし、病院で受けた治療の効果と患者の予後との間に相関は認められず、摂食障害治療の難しさを裏づける結果となっています。

　最新のデータでは、５４９１名の世界中の患者についておよそ４～20年間調査した研究（メタ分析といって、同様の研究結果を総合して分析したもの）があります[9、10]。致死率が４・５～５・６％と高く、多かれ少なかれ改善した割合は44・６～47・１％、生理の正常化は59・５～49・２％、完全に近い改善は33・８％、慢性化は20・９％、その外の精神疾患に罹患したり移行する率も４～30％と高いようです。観察期間が増えるに従い、致死率も３・６％（12年）から15・６％（21年）と増えていきます。治療されない患者さんでの命を落とす率は、治療に関与した患者さんに比べ４倍高い、という驚くべき報告もオーストラリアでされています。

　このように、致死率の高さや合併症の多さからも、大変難しい病気であることがわかりますし、数字以上に、勉学や社会活動、家族、身体に与える影響は計り知れません。

第5章 ハッピーエンドって何？

今までさまざまな側面から、この病気をめぐるさまざまな物語をつづってきました。主役の彼女たちひとりひとり、物語の内容やストーリーは違いますが、物語はハッピーエンドで終わってほしいものです。ここからは、ハッピーエンド、すなわち治ることや回復することとはどういうことか、について考えてみます。

病気として

病気として摂食障害を考えると、彼女たちは「患者」であり、病気には「原因」があり、治るか回復するかは医学的に決められることになります。また、さまざまな問題は「病気」の症状で、彼女たちの甘えや性格、わがままで起きているのではないことになります。病気であれば、人によってなりやすい傾向や生活様式がありますし、「治療」や「予防」の可能性もひらけてきます。

摂食障害も、かかりやすい、なりやすい素質というか、素因というものがあるようです。それはおそらく1つではなく、いくつかの遺伝子により決まっていて、性格や体質、行動パターン、考え方などさまざまに現れるのでしょう。それらの組み合わせと、生活習慣やストレスとの関係、社会・文化の影響が相互にからんで発病に至るのかもしれません。

ただし、風邪とか、胃潰瘍とか、心臓病などの体の病気とは、ちょっと違う面も多いのは事実です。心臓病や糖尿病は現代病ですから、食生活が大変影響します。こうした病気では、ご自分も家族も食事などずいぶん気を使われます。心臓病や糖尿病には、食生活の欧米化で脂肪分をとりすぎることが大きく影響しますから、社会や文化が体の病気にも関係する点ではよく似ています。しかし本人の性格やわがままは、風邪に罹るかどうかにあまり関係ありません。胃潰瘍には、小さい頃の育てられ方とか家族関係などはあまり関連がないでしょう。いずれもいじめや挫折が直接的に関係しているわけではありませんし、周りから理解されない行動や症状を示すわけではありません。それに、体の病気は怪我にしろ感染にしろ現代病にしろ、病気の症状や原因がわかりやすく、比較的はっきりとしています。

　ところが摂食障害を含めて、心の病気に関しては、本人の性格や考え、意志と、病気の症状による部分と、明確に分けにくいことが多いのです。原因もいまひとつはっきりせず、関係する要因はいくつもあります。自分でわかっていてやっている、わきまえてやっている、やめられるのにやっている、という言い方が患者さんに対してよくされます。こうしたことに関連して、一方では病気をひとつの生き方、自分の特徴のひとつ、としてやっていこうとする考えが生まれてきます。これについては、後で考えてみたいと思います。

　ここで言いたいことは、摂食障害を含めて心の病気は、性格だけが原因で起きるわけではないし、何かしらのきっかけやストレスになる出来事のせいだけで起きるものでもない、ということです。どちらも発症に関係する重要な要素ではありますが、そのかかわる程度は人それぞれ、状況、病気の種類にもよります。先の章で述べたように、本人の問題もさることながら、社会の問題、家族の

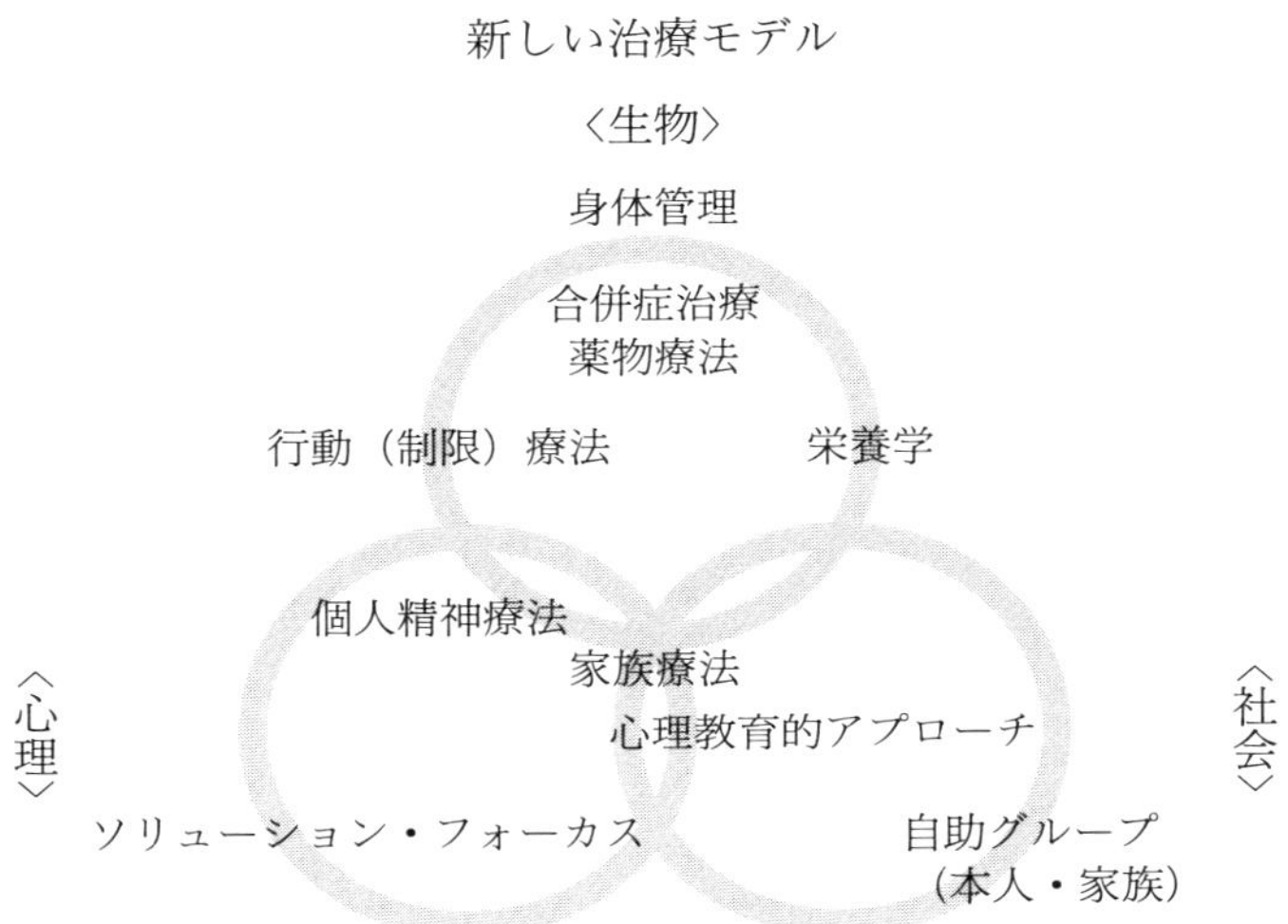

図５－１　生物・心理・社会的治療モデル（改訂版）[1]

問題、体や脳の中で起きる変化も、多いに関係してきます。私は精神の障害を、生物・心理・社会的視点で捉える立場に立っています（図５－１）。そうすることで、病気に対するアプローチの仕方を決してひとつに狭めなくてよいからです。

例えば家族のせい、と決めてしまったら、家族を何とかしない限り一生どうにもならないことになります。しかし、家族はあまり変わらなくても、自分なりの変化や周囲の変化で、良い方向に進むことはいくらでもあります。簡単な例だと、外来で初めて人に言えない話を聞いてもらった、そして薬をもらい飲んでみたら気持ちがゆったりした、そうしたら行動が少し変わった、自分にゆとりが出ると家族に対する見方や態度も変わった、そうすると家族の対応も変わった、ということがあります。ゆとりが出ると、ちょっと飲み物や食べ物も口にできた、そうすると血糖や電解質の値も落ち着いていらいらしなくなった、ちょっと物事に集中できたので好きな雑誌が手に取れた、本を読むとちょっと食べ吐きの時間が減った、といったこともあります。何が原因で何が結果か、というより、どこかが変わるとあちらこちらも変わる可能性がある、ということでしょうか。

そう考えると、病院から、お医者から、カウンセラーから、それぞれ受けるアドバイスは、絶対的なものでなくてもいい、ちょっと何かを変えるきっかけになれば、そんな気持ちで受診してもらっていいかもしれません。あとは、自然に変わっていったり、自分で変えていけるかもしれないのです。同じように考えると、薬もちょっと神経の伝達をよくする、そうすると他のことも変わる、そんな働きがあるとも捉えられます。薬で人間を変えようなんて、所詮無理ですから。入院治療も、それですべてを真っ白にしよう、ではなく、パターンやリズムを変えるきっかけになるかも、と考えたらいいかもしれません。

ただし、身体的にあまりに弱っていたり、検査などでひどい異常がある場合は、そちらの対応が優先されます。元気になった後で何かやりたいことが見つかったときに、体がぼろぼろで耐えられない状況になってしまっては残念です。前に述べた通り、体が回復するとものの見方や考え方（脳の働き）も冷静になりかつ安定する、といわれます。すべて、命あってのお話です。

家族の問題として

摂食障害は、家族や親子関係、育て方や育てられ方が病気の原因としてクローズアップされやすいことは、前に述べた通りです。事実、家族の誰かが摂食障害になると、大きな変化が家族全体、家族成員それぞれに起きてきます。

　今まで手のかからなかった大変良い子が、なぜこんな理解しがたい状態になったのか、家族は患者さんをめぐって大いに戸惑い、時には何かの間違いではないかと怒り、何とか自分たちの力で患者さんを変えようと試みますが、すればするほどかえって状態は悪化していくように見えます。なんて無力なんだろう、私たちのせいだろうか、このままでいったいどうなるのだろう、落ち込みや不安が家族を襲います。特にはじめは、お母さんが孤軍奮闘することが多いようです。そんななかで、例えば今まであまり積極的に子育てや家庭内の揉め事にかかわってこなかったお父さんが、例えばお母さんの愚痴や心配事に耳を傾けることが増えたりします。お母さんが患者さんに過剰にかかわりすぎる傾向があると、「おまえ、ちょっとこの辺にしておいたら」とか「ここは本人を信じてもう少し任せてみよう」などと、セーブをきかせることもあります。時には疲れ果てたお母さんに代わり、外来に患者さんと共に受診したり、毛嫌いされていた本人と時間をとって話すようにさえなります。病気になったのは不幸だけれど、結果として、なんとなく家族が以前よりまとまっている、力を合わせている、素直に向き合っている、そんなふうにおっしゃる家族の皆さんもいます。

ある家族の場合、両親が精神的に結びついていない、しかし夫婦という形態を形式上保っている、そんななかで患者さんが拒食に陥りました。ご両親が協力して何かを話し合ったり、団結して問題に向かうこと、そんなことは今までなかった、とおっしゃいました。ところが今では、本人の摂食障害の話題を通して夫婦が向き合っている、今までになく話し合うことが増えている、こうした場合があります。不和となったご両親の仲を何とか結び付けることに、本人の病気がひと役かっていたともいえます。病気が治ることは、彼女自身だけの問題ではない、そんな見方もできます。案の定、本人の摂食の問題が解決した後は、まさしく夫婦の今後が焦点となったわけです。果たしてふたりが結びついていけるか、それともお互い別の生き方を求めるか、いずれはご夫婦が直面しなくてはいけない問題だったともいえます。

ほかの家族、兄弟姉妹にも多大な影響があるようです。優秀な兄姉を持つと、妹や弟は大変なプレッシャーになります。そうした兄弟姉妹間の複雑な心理（同胞葛藤）が、負けず嫌いの患者さんに影響を与えているケースもあります。逆に長男長女として、「こうしなくてはいけない、こうしてはいけない、という考えに支配されてきた」「その辺をうまくやれる弟や妹と違って、自分はがんじがらめになってきた」とおっしゃる方もいます。兄弟姉妹の誰かが摂食障害になると、小さな子どものように親を独占する状態が起きてきます。家族内のおきてが、すべて彼女に支配されたかのように変化します。他の兄弟は、そうした不自然な状況を耐えたり、我慢したり、時に本人の気晴らしや買い物に協力したりと、大変なストレスがかかります。でも、「周りが考えるほど大変ではない、それなりに対処しているし、なるべく外で遊んだり友人と過ごすようにしている」というご兄弟もいます。家族の内だけにとどまっていたら確かに耐えられないかもしれませんが、友人や親戚など家の外の人々や場所（外のシステム）とかかわることで息詰まらず風通しをよくしていられるのでしょう。実は、これは大きな解決のヒントになることかもしれません。

おじいちゃんおばあちゃんも、お孫さんがこうした状態になったら、心配でなりません。ついつい甘やかしてお小遣いをあげてしまったり、あれ食べなさい、これ食べなさいと、口出ししてしまったり。お母さんとおばあさんが強く結びついている場合、患者さんは強烈な支配をダブルで受けることがあります。世代間の境界があいまいになっている状態ともいえます。時に患者さんは、おじいちゃんやおばあちゃんを嫌ったり、批判したり、ぶつかり合うことがあります。昔ながらの厳しいおじいちゃんが、家の決まりやしきたりを取りしきっている、そんなご家族に多いようです。今までの良い子はどこに行ったのか、ことごとくこれまでの家のきまりに反発します。しかし、外側から見ると息苦しい家族に風穴を開けようとしているかのようです。きっと家族の中の誰もが、そんな願望をひそかに持っていたのかもしれません。それを、まるで彼女が代弁しているかのように、決まり事に逆らいます。一方で、こうした状況とは全く逆に、おじいちゃんやおばあちゃんの家に行くと、ほっとして過食しない、気分が和らぐ、といったこともよくあります。

いずれにせよ結果として見ると、家族が先延ばしにしたり、変化することを怖がっていたりしていたことが、摂食障害を契機にあからさまになり、良くいえば新しい家族のあり方へと変化していく起爆剤になったといえます。それは個別には、夫婦の問題であったり、世代間の境界であったり、それぞれの自立であったりします。がちがちになっていた家族が柔らかくなったり、今まで隠れていた事柄が表に出たり、言えなかったことが言える仲になったり、支えられてきた人が支える側になったり、とさまざまですが。

ただしここで言いたいのは、家族が原因であるということでは決してありません。ここで述べたことは、摂食障害が家族に影響し、逆に家族からも影響される、という相互的な事実です。家族は、お互いに大きな影響を与え合うだけに、巻き込まれやすいし、大事なかけがえのない存在であるゆえに、傷つけ合うのです。期待が大きいがゆえに、失望もします。これは、患者さん、家族、どちらにもいえることで、相手がそうだとこちらも余計にそうなる、といった相補的ともいえる連鎖が起きます。家族は変化のきっかけを作れる最大の環境です。家族は、摂食障害の解決にとても重要な援助者であり、資源なのです。そしてそのキーワードは、ほどよい距離と、お互いの尊重、何より自分自身が心地よく過ごせること、でしょうか。

生き方として

以前に節食障害フェスティバルという会に、シンポジストとして招かれたことがあります。これは、摂食障害に関係する専門家や家族、自助グループなど立場や職種を超えて年に1回集まり、この病気について理解を深めたり、共に支え合ったりすることを目指して、さまざまな立場からの講演や議論が行われる会です。その時のテーマは、「セルフヘルプに関して」という題でしたが、実際セルフヘルプ活動をしているさまざまな団体からも参加者がありました。事実、全国各地に、またホームページなどのインターネット環境にも、多くの自助グループ、セルフヘルプグループが存在します。それぞれ個性があるようですが、なかには病気という定義をよしとせず、患者と呼ばれ

表5－1　セルフヘルプグループの基本要素[2]

・わかちあい
複数の人が情報や感情、考えなどを同等な関係の中で自発的にしかも情緒的に抑圧されない形で交換すること、まじわりを自由に選べることが保障されること

・ひとりだち
本人の問題は助け合えるものではない、状況を自分で管理し社会参加へ向かう、相互依存でないこと

・ときはなち
自尊感情を取り戻し、自分の中・外の不均衡を変える

ることに抗議する方々もおられます。実際この会で、ある団体のメンバーが、摂食障害を持つ人を患者と呼ぶような会には参加する気はなかった、と述べられました。こうした立場では、摂食障害は病気であり治さなくてはいけない、ではなく、問題ではあるがひとつの生き方であり個人の選択の結果である、という主張があると思われます。これはこれでひとつの考え方でしょう。

セルフヘルプグループは自助グループとか、当事者団体なども呼ばれます。セルフヘルプとは、同じような悩みを抱えた仲間が集まり、お互いに支え合ったり、情報を共有したり、状況改善に向けて活動したり、かなり幅広い活動を意味するようです。しかし単に自助という自分で自分を助けるという意味合いで、他者とのかかわりで変化し合う面が薄れます。また、当事者といってしまうと、医療の立場では患者さんだけの団体という側面が強調されます

表5－2　セルフヘルプのメリット

- アクセスしやすい（経済的・時間的）
- 思い立ったときに参加できる
- 権威的でない（押しつけられない）
- いろいろな仲間ができる
- 同じ問題を抱えた人にしかわからないことがわかり合える
- 自分の問題としての認識が強まる
- 自己コントロール感の重要性が高まる

表5－3　セルフヘルプのルールと注意

- ミーティング参加者の守秘義務
- さまざまな違った考えを批判したり非難しないこと
- 言いっぱなし、ききっぱなしとすること
- 必ずしも自分にあてはまること、役に立つことばかりではないこと
- マイナスの方向に競い合う危険性
- 家族や周囲と敵対しすぎる可能性

が、患者さんだけの問題ではなく治療者側もまさしく当事者といえます。この領域の先駆者である上智大学の岡知史は、セルフヘルプとは「同様の問題なり課題を持つ人々が、その問題や課題を分かち合い、抱えている苦悩や負担から解き放たれ、その結果として個々が独り立ちすること」を意味すると定義しています[3]（表5－1）。そう考えると本当のセルフヘルプは、病気として捉えようが、生き方として捉えようが、参加者が自分の内、および外（これは社会、家族、医療を含む）に向けて解放され自立することを目指す活動といってもいいのではないでしょうか。

互いに傷をなめ合うこと、偏った立場に拘泥すること、あるリーダーやその会自体に依存すること、それとはちょっと違うような気がします。必要と思ったら専門家や医療にアクセスし、的確な情報を得られるようにし、しかし主体性を持った判断を行える、なかなか外に吐き出せない感情を分かち合い、同時に外に向けては理解を深めるような働きかけをする、こうした建設的な活動がはぐくまれることを心から祈っています。セルフヘルプのメリットとデメリットを私なりに整理しておきました（表5－2、表5－3）。

社会が規定する部分

この病気で入院した患者さんが、治療半ばで退院したり、外来に戻ることはよくあります。では治療半ば、とはどういうことを意味するのでしょうか？

先ほど見たように、病気としての面、家族の問題としての面、そして生き方というべきか、「これ」と共存していこう、という面が摂食障害にはあります。病気としてみれば、治療とか治癒とかという考えが出てきます。体重が戻るとか、食べ吐きがなくなるとか、その目安が出てきます。しかし、これは患者さんが同意してはじめて成り立つ目安で、医者などの治療スタッフが、または家族が決めたラインをめぐっては、互いの押し引きやいつまでも平行線をたどることがあります。「私はこのラインでいい、あとは自分でやっていく」「いやこれではまだまだ、ここまで治らなければ帰さない」などなどのパワーゲームが生まれます。逆にある程度落ち着いて、ここからは外の世界とのかかわりで何か目的を見つけてゆくことが、食べることや体型に対する考えの変化にもつながる、という段階があります。本人もそれを目指して自立のステップを目指そうとします。ところが、ご家族が頑と譲らないときがあります。「まだまだ体重が低い」「まだ食べ吐きがやまない」「今の状態では家族が耐えられない」など。いったいこの病気の治癒や改善の目安とは、どこにあるのでしょうか。

家族や治療者の反対を押しきり無断退院し、自宅に帰った患者さんが、それなりに自ら通院してくることがあります。退院に反対していたがしぶしぶ受け入れた家族も、次第に本人のやり方に慣れて、「これ以上はだめ」というラインの中では本人のやり方を尊重するようになる、といったことが起きてきます。いよいよだめだと本人が入院を希望する、反対に家族は「きちんと治すにはラインを決める」よう促し、中途半端な入院は反対する、といった逆転が起きてくることがあります。

病院という小さな世界、家族という小さな場、ここでだけ患者さんの行動や心理を見ていると、いつまでもマイナス面や治っていない点ばかりが強調されてくるような気がします。確かにまだまだやせてがりがりな状態で、食べ吐きもひどい患者さんが、社会という大きな広い視野で見ると、それなりに自分の好きな活動をし、社会参加し、結構がんばっていたり、誰かの何かの役に立っていたりする、という面が見えることがあります。

オーストラリアでは、強制の入院もありますが、多くは本人の意思に沿った治療形態を選んでいるようです。１日間のデイサービス、３日間や５日間コース、短期入院プログラム、などなど。日本だったら「体重回復がまだまだ、食行動がここまでよくなるまでは」という状態の患者さんも、それなりにデイサービスでやれている。３日間のデイサービスでケアできるところはケアし、あとは、家族、社会、がかかわることでやっていけるともいえますし、彼女たちは社会で生きていける力がある、ともいえるでしょう。

医療サービスがかかわれる範囲は、彼女たちの人生の一部であるのは事実です。24時間３６５日、患者さんのあらゆる面をカバーしているわけではありません。逆にいえば、こうした病気や問題を抱えていても、病院や医者がみている以外の時間や生活のほうがずっと多いし長いわけです。とすると、彼女や私たちが生きている社会のシステム、状況によって、ずいぶん病気としてのあり方が決まってくるのかもしれません。良くいえば手厚いがいろいろな面まで請け負いすぎるシステムだと、彼女たちはいつまで経っても「病気」で、入院していなくてはならず、家族や専門家の助けが要る「患者」になってしまう。逆に、彼女たちのやれているところ、できているところを生かせるシステムなら、そう長く入院する必要もなく、患者である時間を短くし、社会や家族とかかわれる可能性がひろがる。これは逆に治療する専門家にとってみれば、医者や医療がすべての病気を救ったり、問題をみんな直すことはできない、という当たり前の自覚を持ってかかわること、につながるのかもしれません。

リソースとしての自分

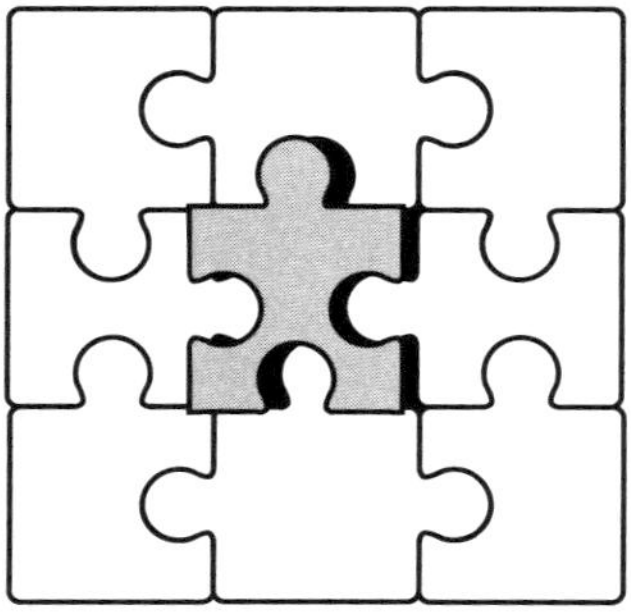

図5－2
自分がいないと、世界というパズルは完成しない。

＝自分

さて、摂食障害を持つ方々が社会にかかわり、自分らしく生きる、そのためには、自分は結構やれる、結構いいところがある、ここは好きだ、という考えが持てるようになることが大切だと思います。自分でちょっとできている部分が増える、以前やれていたことに目を向ける、そんな一歩一歩が重要なのかもしれません。言い換えると、自分自身が一番大切で意味ある資源であるという感覚です。

時間があるときに、パズルを作られる方がいますね。パズルは何百というピースから成ります。そのひとつひとつは何ということのない絵柄で、同じような形や色のものもあり、どこにはめるかに迷います。ただし全体が完成したときには、大変美しい世界が構築されます。でも、もしたったひとつのピースでもなくなったら、その世界は不完全です。パズルは成り立ちません（図5－2）。世界は自分で成り立っている、そんなふうに考えられるお話です。

解決できること

いろいろな本や、インターネットなどで、この問題へのさまざまな対処法が紹介されています。ここではちょっとしたヒントだけを紹介しておきたいと思います。どんなことにもいえるのかもしれませんが、すべて自分に当てはまるわけでもなし、自分に合いそうなところを生かせばいいと思うのです。他でいわれていることと正反対のことがあったら、その真ん中をとってもいいと思います。どれにも共通することは、確かに大切なことかもしれません。常識ではおかしい、と思うことは一応疑ってみましょう。今まで考えてもみなかったことは、もしかしたら良いアイデアかもしれません。簡単にできること、でも気づかなかったことが、本当は良いアドバイスなのです。

○摂食障害に対処するためのヒント

・生活のリズム（食事、睡眠、運動など）を大切にしよう
・けじめをつけよう（例えば食事の前後の挨拶、出かける前後の挨拶など）
・食事は20回くらい噛んで食べよう、味わって食べよう
・なるべくひとりでいないようにしよう
・「……しなくてはいけない、……でなくてはいけない」は、最小限にしよう
・「……したい、……でありたい」と、心で言い換えよう
・自分の良い点、好きな点探しを続けよう
・うまくいっているとき、よかったときのイメージを描こう
・「不合理な自分（悪魔のささやき）」の言い分に、「冷静な自分（治りたい自分）」が対抗しよう
　――例えば食事について、食べすぎたとき
・「否定的なものの見方（マイナスの選択、レッテルはり、全か無かの考え）」がすべてではない
　と考えよう――プラスの可能性はないのか？

・心のフィルターを掃除しよう（いろいろなものの見方、客観的な判断の大切さ）
・１００点（失敗のない自分）が当たり前ではないと考えよう――高すぎる目標じゃない？
・がんばった自分にごほうびや、栄養、やさしさをあげよう
・あなたのほどほどは、平均よりずっと上、それで十分と考えよう
・ストレスや自信喪失した時は、ぶり返す危険のある時と戒めて経験を生かそう――雨のちくもり、そして晴れ

温めること

摂食障害の患者さんは、皆非常に寒がりです。体脂肪が極端に少ないですから、人よりも外気の温度に影響されやすいといえます。体温を測ると34～35度台と低い方も多いのですが、体温調節自体がうまくいかないという報告もあります。

最近、低体温は自律神経系を刺激し、腸管を動かなくさせることで、摂食障害にとって悪循環を引き起こしていると指摘されています。また低体温は過食嘔吐で膨らんだ耳下腺をさらに大きくさ

せますし、心理的には不安を増強します。逆に温かい飲み物を飲み、体を温めることは、食事に良い影響を与えることがわかってきています。温かい飲み物をとること、保温ジャケットを着用することで、食事中の不安が減り、満腹感も少なくなり、耳下腺の縮小も認められます。これらは、摂食障害が自律神経の影響を大きく受けている証拠ともいえます。

実際にウォーミングベストやジャケットを用いて、患者さんの食行動を改善させる試みをカナダのバーミンガムらが試みており、良い結果を得ているようです。

体が温まると、心まで温まることもあります。体と心を温める工夫を、日常生活の中で一つでも多くみつけていきたいものです。

第6章　解決に向かって

ここでは、摂食障害の解決（あえて治療という言葉は使いません）に向けて、役に立ちそうな基本的知識や、栄養学についてまとめました。また、今まで私や私の仲間たちが試みた、摂食障害に対するアプローチをいくつか紹介しています。多少専門的な部分も含まれていますので、必要な情報をとり入れていただき、難解な部分は読み過ごしていただいてかまいません。

Ⅰ. 摂食障害についての簡単な解説

これからご紹介する解説文は、実際に受診したご家族や患者さんに説明するために、以前作成したものです。統計的な数字は時代とともに最新のものに変わっている可能性もありますので、大方の目安としてください。

（a）摂食障害とは？

食をめぐる問題行動を主とする病気で、意図的な拒食による体重減少や、繰り返される過食嘔吐と、体型コントロールに過度に没頭することが特徴です。

（b）摂食障害の診断

主に、神経性無食欲症（AN）と神経性大食症（BN）に分けられます。ANは、ⓐ標準体重から15％以上の体重減少、ⓑ体重が不足している場合でも体重が増えることや肥満することに対する強い恐怖（肥満恐怖）とやせ願望、ⓒ自分の体重・体型を感じる感じ方の障害（体重や体型が自己評価に過剰に影響する、現在の低体重の重大さを否認）、ⓓ女性であれば無月経、で診断されます。

BNは、ⓐむちゃ食いのエピソード（他とはっきりと区別される時間の間に明らかに多量の食べ物を食べること、その間は食べることが制御できないという感覚が伴う）、ⓑむちゃ食いによる体重増加を防ぐための不適切な代償行動（嘔吐、下剤乱用、絶食、過剰な運動）、ⓒむちゃ食い及び不適切な代償行動は少なくとも３カ月間に週２回は起きている、ⓓ体型および体重によって自己評価がいちじるしく左右、で診断されます。ＡＮでもむちゃ食いや不適切な代償行為を伴う場合があり、これはむちゃ食い排出型ＡＮと、これらがないものは制限型ＡＮと診断されます。いずれにもあてはまらないケースもあります（特定不能型）。

（c）摂食障害の歴史

欧米では16世紀の瓦版に記載されたマルガレーテ・ワイスのケースやサイモンズ・ポルタ（15世紀）の報告があり、日本では江戸時代の文書記述（香川修徳）があります。18世紀には現在の病像に近い報告がなされるようになります。その後一時主流となった内分泌学説は、１９４０年頃には否定されました。

（d）摂食障害の疫学

わが国の疫学調査では、１０００～２０００人に１人程度の有病率という報告が多いですが、アメリカでは１００～２００人に１人と報告されています。性比は男：女が約１：10で、好発年齢は

10代～20代で、9歳や48歳の発症という報告も稀ながらあります。過食症は拒食症より平均発症年齢が若干高いようです。東京の女子中学生・高校生を対象にした調査では、ダイエットの経験は60～70%にあり、やせ願望は70%前後に、標準体重以下だがやせ願望のある学生は40～50%、やせを目的とした嘔吐・下剤使用経験のある者が2～5%、食べ出すと止まらなくなる恐怖を50%前後にも認め、予備群の増加が問題となっています。文化圏での比較では、都市部に高率に発症し、欧米あるいはそれに準じた文化圏以外での報告は少ないです。日本では、１９７０年代半ば（大都市）、80年代後半（地方都市）の2つの急増期があり、その頃は節食中心（強迫性）だったのが現在では過食や嘔吐・下剤の乱用を伴うもの（衝動性）が増加しています。

（e）摂食障害の経過

およそ回復率は約50%、何らかの症状の持続や悪化は50%（米国）といわれ、うつや強迫・薬物依存・人格障害の合併や、致死率はおよそ5～10%（低栄養、自殺）という報告さえあり、決して甘く見てはいけない病気といえましょう。

（f）摂食障害の合併症

厚生労働省の全国調査による統計などでは、以下のような合併症が指摘されています。身体症状として、皮膚変化（ひびわれ、乾燥、色素沈着）、体毛変化（産毛増生、抜け毛）、虫歯、体温低下、低血圧、便通異常、月経異常、骨の弱化、胃拡張、顎下線腫脹、脱水、不整脈、痙攣《けいれん》、腎障害、味覚異常、ウイルス感染、致命的心不全などです。

精神行動上の症状として、病気の意識の乏しさ、活動性亢進、性的感情の乏しさ（中性的）、子ども返り、カロリーへのこだわり、食にまつわる行動異常（盗み食い、他人に食事を強要、いつもひとりで食事）、下剤乱用、アルコールや薬物依存、うつ気分、不安やいらいら、社会的孤立、ひきこもり、集中力低下などです。

（g）摂食障害と文化

やせを賛美・美化する社会・文化風潮（１９５０～１９６０年代のかつてのファッション雑誌のモデルが、今では決して「スタイルがよい」とはいわれない）や、生活の欧米化に伴う患者の増加、女性の社会進出（体型や容姿がその人の判断基準になる問題）、コンビニ社会（飽食の時代）などが、この病気と関連しているといわれます。

（h）摂食障害の原因

「身体的に何らかの原因となるような要因、素因、体質があるのではないか？　脳機能の異常？　摂食関連物質の関与？（生物学的モデル）」「幼少期の問題や親子関係に要因があるのではないか？　本人の育ち方や性格、ものの考え方に問題があるのか？　ストレスの影響？（心理的モデル）」「環境的な要因が、例えば家族の問題や学校、ダイエットに関連するマスコミや社会風潮などが原因？（社会文化的モデル）」などさまざまなことがいわれています。しかし拒食症、および過食症の明らかな病因は不明です。現在、おそらくこれら3つの要素が複雑に関連し合って発症すると考えられており（多元的病因説）、個人の問題・家族の問題・社会文化の問題とも捉えられます。

（i）摂食障害の治療

主に行動制限療法（食事や体重の増加に従い行動を拡大、自分の意志が必要）や薬物療法（補助的に精神的安定と過食嘔吐の防止、ゆううつ感や意欲低下を改善）と、精神心理療法（カウンセリング）としての支持療法・認知行動療法、正しい知識の獲得（心理教育、栄養指導）、家族療法や患者・家族グループ（相互援助）などの治療の組み合わせによる複合的包括的かかわりが必要となってきます。

（j）摂食障害の解決

単に体重が増え元の体重に戻ること、食べ吐きがなくなること、それが治癒といっていいのでしょうか？　身体的な回復と心の回復が伴わないと患者さん方は治ったと感じられないようです。体型や食べ物に支配されない自分や、誤った思い込みやゆがんだ自己像が変わり、自分の目標ややりたいことが見つかること、完璧主義や白か黒かといった極端な考えからちょっと自由になり、がんばれる自分を生かせるようになった瞬間が「解決」の一歩です。その「解決」は、毎日の少しの出来事や生活の中にすでに存在しているのです。

II. 栄養の知識

ここでは、摂食障害の理解と解決に必要な栄養に関する知識を、簡単にまとめました[1]。なかには治療する側の専門家に必要な知識もありますので、難しいところは飛ばして読んでください。

（1）基本的なこと

食や栄養について考えるときに、単に食べるということにとどまらず、体にとっていくつかのステージがこれに関連していることを頭に留めておきたいものです。

まず、食べ物を求めようとすること、ここから始まります。次にそれを口にし、味わうことが続きます。そして噛んだり飲み込んだり、胃や腸でそれを消化することが関係します。そのあと、腸で吸収され、血管に入り栄養分が体の中で運ばれます。それは、体のどこかで使われるか、もしくは貯蔵されることになり、それぞれの臓器や、肝臓や、脂肪細胞に行き着きます。そしてそこで栄養が利用されるのです。どのステージに異常があっても、やせたり太ったり、食欲が変化したりしうるのです。

　次に、生きていくためのエネルギー源について考えます。エネルギーのもととなるグルコース、いわゆるブドウ糖は、通常、食事によって補給されます。ご飯や麺類、パンなど、いわゆる主食、炭水化物です。飢餓や拒食でこれが不足する事態のときは、体の中にある貯蔵されているエネルギー源を使います。いわゆる自家発電です。まず肝臓にあるグリコーゲンという備蓄物質が使われますが、これは１日くらいしか持ちません。これ以上続くと、肝臓に負担がかかり影響が出ます。次に、脂肪が使われます。脂肪は、エネルギー源になる部分とケトン体という物質に分解されます。貯蔵量によって数日から数週持ちますが、ケトン体は脳に悪い影響を与えます。これが尽きると、最後の手段として筋肉が分解され、エネルギーとして使われます。分解されてできた物質により、体の血液は酸性化し、腎臓機能に影響してきます。アルブミンといわれる蛋白質も低下し、むくみが出ます。こういう事態では、体重１キログラムあたり１・５グラム以上の高蛋白栄養補給が必要となります。表６－１には、年齢、性、日常活動性に応じた、１日の必要な熱量が示されています。参考にして下さい。

　さて、こうした栄養不足のとき、見るからにがりがりの人でも、検査に異常がないときがありま

表6－1　生活活動強度別エネルギー所要量

（kcal／日）

年齢（歳）	生活活動強度指数							
	Ⅰ（低い）		Ⅱ（やや低い）		Ⅲ（適度）		Ⅳ（高い）	
	男	女	男	女	男	女	男	女
0～（月）	110～120/kg							
6～（月）	100/kg							
1～2	－	－	1,050	1,050	1,200	1,200	－	－
3～5	－	－	1,350	1,300	1,550	1,500	－	－
6～8	－	－	1,650	1,500	1,900	1,700	－	－
9～11	－	－	1,950	1,750	2,250	2,050	－	－
12～14	－	－	2,200	2,000	2,550	2,300	－	－
15～17	2,100	1,700	2,400	1,950	2,750	2,200	3,050	2,500
18～29	2,000	1,550	2,300	1,800	2,650	2,050	2,950	2,300
30～49	1,950	1,500	2,250	1,750	2,550	2,000	2,850	2,200
50～69	1,750	1,450	2,000	1,650	2,300	1,900	2,550	2,100
70以上	1,600	1,300	1,850	1,500	2,050	1,700	－	－
妊婦	＋350							
授乳婦	＋600							

身体を十分に成長させて健康を保ち、充実した生活を営むための栄養素と量の目標値を「栄養所要量」として国が策定している。

注）

成長期の数値は、体重増加のために必要なエネルギーを含む。

生活活動強度とは、日常生活での基本的な活動強度をあらわし、生活や仕事の内容により4段階に分けられている。国民の大部分が生活活動強度（やや低い）に該当する。

（第6次改定日本人の栄養所要量より引用）

す。検査（血液）で測れる栄養の値と、実際に体の組織にある栄養分の値は必ずしも一致しません。わかりやすくお話しすると、栄養分をお金と考えましょう。お金は、銀行や、お財布、ポケット、時にはへそくりや貯金箱にためてあります。検査値で現れる値は、ポケットにあるお金です。お金がなくなると、へそくり、貯金箱、貯金が次々となくなります。その都度、ポケットにいくらか入れて必要なときそこから出して使います。いよいよ銀行にお金がなくなったときでも、ポケットにはいくらか入っているかもしれません。体の破壊は、症状が出てから急激に起こります。検査値を当てにしていては、遅いことも多いのです。

（2）リフィーディングシンドローム

激やせの人が再び栄養をとりはじめるとき、危険なことが起きえます。それをリフィーディングシンドローム（再栄養補給症候群）と呼びます。激やせ飢餓状態では、体の働きもそれに慣れて、低活動、低消費、低代謝になっています。先にも述べたように、血液中の検査は正常でも、体の貯蔵量は極端に減っています。食事や栄養を補給しはじめると、このバランスが狂います。特に急激に食べたり、栄養を入れた場合には、大変危険です。

まず、むくみや痛みが、特に足に出てきます。腎臓の働きが低下し、体の水はけが悪くなっていること、蛋白質の吸収代謝のスピードが低いことも、これに関係します。さらに重症の場合、時には命を失うほどの悪い影響があります。実際、死亡原因として上位に挙げられているのです。

この症候群が起きる大きな原因のひとつは、各栄養素により、不足の量や、持ちこたえられる期間に差があることが挙げられます。例えば、ビタミンKは数週しか持ちませんが、ビタミンB_{12}は2年から3年持ちます。ある特定の物質が極端に減少することで、雪崩《なだれ》式に体のバランスが狂うのです。また、患者さんの食行動の偏りも関係します。ある食物、例えばメロンだけとか、芋だけとか、それのみ食べて数カ月も続けるため、すでにさまざまなバランスがおかしくなっています。栄養が再補給されるときや食べはじめるとき、炭水化物や蛋白質が主に目に入りますが、ミネラル（鉄分など）やビタミンなどの体のバランスをつかさどる栄養素は、あまり考慮されません。ですから、カリウム、マグネシウム、リン酸などの微少栄養素も、モニターする必要があります。

（3）実際の栄養指導

エネルギーを測る単位として、カロリーという言葉が使われます。エネルギー源となる炭水化物と蛋白質は、1グラムあたり4キロカロリー、脂肪は1グラムあたり9キロカロリーあります。これらをバランス良く補給する必要があります。蛋白質は、必須アミノ酸という物質から作られますので、1日60～80グラムの蛋白質（アミノ酸）を補給するべきです。脂肪に関しては、患者さんの血液でコレステロールが上がることがよくあります。これはコレステロールが多いのではなく、むしろその逆で、肝臓での通過除去機能（クリアランス）が低下し血中にしみ出ていることで起きるのです。ですから、脂肪も不足していることに変わりはありません。エネルギー源としては、これらを組み合わせ、献立を組むのがよいでしょう。

次に体のバランスや、生命維持に大切な役割を果たす、ビタミンとミネラルについて紹介します。摂食障害により栄養不足をきたす可能性のあるものを、表にまとめました。種類、体に対する主なはたらき、含まれる食品、不足すると起きることを示してあります。摂食障害では、これらの働きに大きく支障をきたす可能性がありますが、とりすぎも危険ですので補給の仕方に注意が必要です（表6―2）。

ビタミンでは、まず脂肪にしか溶けないビタミン、例えばK、A、D、Eなどがあります。水溶性のビタミンとしては、葉酸、B_1、ナイアシン、B_{12}などがあります。B_1は、通常1日1ミリグラム必要ですが、栄養補給開始の際は、25ミリグラム錠1日3回を経口で5日間服用したほうがよいでしょう。B_{12}は大腸の一部でしか吸収されないので、注意が必要です。成長期でB_{12}不足の場合、50マイクログラムを3年間とることがすすめられます。多くの患者さんはビタミン不足に陥っており、

表6－2　摂食障害により不足するビタミンとミネラル

分類	種類	主なはたらき	含まれる食品	不足すると起きること
脂肪にしか溶けないビタミン	K	血液凝固を正常に機能・促進	緑黄色野菜類、ミルク、乳製品、肉、卵、果物	血の固まりにくさ
	A	網膜細胞、皮膚、粘膜の維持再生	卵黄、バター、クリームなど乳類、緑黄色野菜	暗がりでの目の見えにくさ　皮膚の角膜化
	D	カルシウム吸収の促進、骨の再構築　血液中のリン量を一定に保つ	油脂、バター、牛・豚・鶏のレバー	筋肉や骨歯の弱りや痙攣発作
水溶性のビタミン	葉酸	蛋白質合成	緑黄色野菜	貧血や意識障害、疲れ
	B_1	神経・心臓機能の安定　正常な発育・成長を促進	穀粒、のり、豆類（特に大豆）、豚肉、レバー、ジャガイモ	疲れやすい、気だるいウエルニッケ脳症、コルサコフ症候群とよばれる痴呆状態　うっ血性の心不全　かっけ（急激なブドウ糖の注射などで減）
	ナイアシン	細胞内における化学反応を助ける	レバー、乾燥酵母、肉や魚、豆類	ペラグラ（下痢、皮膚炎、痴呆）
	B_{12}	DNAの合成　細胞分裂に必要　血液の生成	ハマグリ、肉（特に牛肉、豚肉、内臓肉）、生牡蠣《かき》・いわし・サケ・マス・マグロなどの魚介類、卵、牛乳等の乳製品	悪性貧血、脊髄炎、心筋炎（大腸の一部でしか吸収されない）
ミネラル	カリウム	細胞の働きを維持　神経・刺激のスムーズな伝達　酸・アルカリのバランスを整える　水分を維持	海草、アーモンド、レーズン、プルーン、大豆、イチジク、りんご、バナナ、セロリ、パセリ、ほうれん草	嘔吐、下痢、栄養失調で低下　脱力、疲れ感、動悸、しびれ、痙攣、むくみ、便秘
	カルシウム	細胞の働きを維持　硬組織（骨や歯）の成分となる　血中のコレステロールを下げる　ホルモン分泌の調整	牛乳や乳製品、肉、魚、卵、果物、野菜、豆類	筋肉の痙攣　骨粗鬆症（特に高齢期）　骨格や歯の発達を阻害
	マグネシウム*	骨や筋肉の代謝　酵素の活性因子	緑黄色野菜、青海苔、ひじき、胚芽類、アーモンド、ピーナッツ、大豆	筋痙攣、記憶障害、視力障害　めまい、ひきつけ、不眠
	リンおよびリン酸	エネルギー代謝　生命維持	牛乳、チーズ、肉（鶏肉）、イースト、穀類、かぼちゃの種	不足すると細胞は機能を失い溶解　心不全　新陳代謝の阻害
	亜鉛	酵素の生成　皮膚の健康促進	肉、レバー、卵、海産物（牡蠣）	食欲不振、成長障害、味覚異常や皮膚乾燥
	銅	酵素の構成	肉、牡蠣、豆類、ナッツ	貧血や血球異常

＊マグネシウムが過剰になると危険なので、腎機能の低下している場合は要注意。

こうしたビタミンを過剰にとりすぎることなく、食物から補給しておくことも大切です。ミネラルと呼ばれる、体のバランス機能をつかさどる微少物質があります。摂食障害に関係するミネラルとして重要なのは、カリウム、カルシウム、マグネシウム、リン酸、亜鉛、銅などです。カリウムは嘔吐により胃酸が出てしまうことに関係して、著しく低下します。食べ吐きのひどい患者さんで、血液中濃度が２・５meq／l以下の場合は、通常カリウム剤の服用をすすめられます。カルシウムは、日本でも錠剤などで補給ができます。マグネシウムは、ほとんどが細胞内に存在する電解質で、吸収される量はわずかです。マグネシウム負荷テスト（硫化マグネシウム20ミリグラムを２５０ccの生理食塩水に溶かし静注、４時間後尿中のマグネシウムを測定）にて、通常はすべてのマグネシウムは排出されますが、不足している場合は15ミリグラム以下となります。マグネシウムが過剰になると命にかかわるので、腎機能の低下している場合などは要注意です。リンおよびリン酸はエネルギー代謝に関連する重要な物質です。栄養補給開始された患者さんは、１日２回の最低５００ミリグラムのリン酸補給が必要です。リンの値が急激に減少する場合、栄養補給を中断し、静脈よりリンを補給する必要があります。

（４）栄養補給の方法

大まかに分けて、経口的な摂取、経鼻栄養、静脈栄養、そして胃瘻《いろう》栄養があります。

やはり、経口的な栄養補給が最も推奨される方法です。合併症が少なく、自然な消化や吸収力の回復が期待されます。摂食障害は意図的に食をとらなくなる病気ですから、内臓や循環に問題がない場合は、口から食事や栄養を補給することが何より大切です。しかし、長く食事をとらない期間が続くと、２次的に消化力が弱ったり、吸収ができなくなったりします。その結果、下痢や便秘、腹満が起きるわけです。例えば病気で長くベッドで寝たきりの方が、足腰の筋肉が落ちて歩くことが不自由になることがあります。もともと足腰に悪い所がなくても、リハビリには時間がかかります。食事についても同じようなイメージで考えてもらってよいでしょう。

さて経鼻栄養は、経口の次に推奨される方法です。どうしても自分の力で食事がとれないときは、これにより通常の消化機能を導き、吸収力を回復させます。鼻から管を入れるときは不快な感じや吐き気の反射がありますが、いったん通過してしまえば、違和感は減少されます。通常短めのものが用いられ、胃に届いたところで固定されます。舌をうまく使って抜いてしまう患者さんもいますが、誤嚥《ごえん》などの危険が伴いますので要注意です。胃の中の内容が４００ミリリットルを超えないようにすることが重要です。

表６－３　食品交換表における食品の分類

1	穀類・芋類・糖質の多い野菜・種実	糖質を主として供給する食品群
2	果実類	
3	肉・魚・卵・大豆製品・チーズ	蛋白質を主として供給する食品群
4	乳製品	
5	油脂類・多脂性食品	脂質を主として供給する食品群
6	野菜・海藻・きのこ類	ビタミン・ミネラルを主として供給する食品群

静脈栄養は、他の方法がどうしてもとれないときに行われるものです。例えば、上腸管膜動脈症候群などで消化管を休養させたほうがよい場合です。また、炎症や重度の合併疾患がある場合も、点滴が行われます。しかし時に、静脈の詰まり、感染、気胸、過剰な水分補給、などの有害な問題が起きえます。一番の問題は、患者さん自身が勝手に点滴をいじってしまうことです。チューブを切ったり、ポンプを外したりすると、管に空気が入ったり、急激に輸液の速度が上がって、命を失いかねません。

胃婁栄養は、皮膚から胃につながる穴をあけて、そこから栄養剤を注入する方法です。嚥下の影響を除外して栄養補給ができる利点があります。しかし、外科的な処置が必要であること、自然な回復に時間がかかることなどの問題がありますし、わが国ではあまり行われておりません。

通常いずれにせよ、１日６００～８００キロカロリーの摂取から開始されます。１週間に1キログラムの体重増加を目指して、4〜7日ごとに増加されます。そのためには最低でも１４００キロカロリーが必要となり、時には1日４５００キロカロリー必要となることもあります。通常は日に２４００キロカロリーの摂取が望ましいのですが、激しい運動、喫煙、嘔吐などにより、多少通常よりも多く必要になります。液状の栄養剤や補助食も、よく利用されます。

こうした知識や工夫を参考にし、食事中は体を温かくして、口から食べ物を摂る量や種類を徐々に増加させていくことが、本当は最も望ましいやり方なのです。表には食品交換表における食品の分類と、含まれる栄養素を示しました。これを参考にバランスよく補給することを目指すわけです（表６－３）。

Ⅲ．家族ができる摂食障害チェックリスト

「ABOS（Anorectic Behavior Observation Scale）日本語版[2]」

ABOS（Anorectic Behavior Observation Scale）はベルギーのバンダーアイケンらが開発した患者さんの親御さん向けのアンケート調査法で、私が教授の許可を得て日本語版を作成しました。

正式には、心理学的・医学的な使用が可能な調査用紙ですが、ここではあくまで目安として用いる目的で掲載します。指示にのっとってチェックしてみてください。「はい」が2点、「どちらでもない」が1点です。合計で20点以上は摂食障害の可能性があるといわれていますが、われわれの結果では10点以上もしくは多くの項目が当てはまる場合は専門家に相談することをすすめます。

○お子さんの日常食生活についての質問票

この質問紙は、最近1カ月間のお子さんのご自宅での様子を、ご家族の観察に基づいて記入していただくものです。以下に示された質問に、ご家族が実際にご覧になったり、確実に正しいと判断される場合にのみ、「はい」または「いいえ」でお答えください。もしご家族が、質問にあるようなお子さんの行動を実際に見ていない場合や、どなたかに聞いただけでそうかもしれないと推測した場合は、「？」に○をつけてください。

1　他の人と一緒に食事するのを避けたり、食卓につくのをできるだけ遅らせている
…………はい／いいえ／？

2　食事中、あきらかに緊張している様子である……………………………はい／いいえ／？

3　食事中、怒ったり、だれかに敵意を表す……………………はい／いいえ／？

4　食べ物を小さく刻みはじめる……………………………はい／いいえ／？

5　今日の食事は多すぎるとか、カロリーが高くて太るとか文句を言う………はい／いいえ／？

6　いつもと違うような、「食べ物に対する気まぐれ」な行動を見せる ………はい／いいえ／？

7　「もしこれを食べたら、あれは食べなくてもいい？」といった取り引きをする
……………はい／いいえ／？

8　とてもゆっくりと食べ物を口に運んだり、食べたりする……………はい／いいえ／？

9　ダイエット食品を好む……………………………………はい／いいえ／？

10　空腹感にほとんど注意を払わない…………………………はい／いいえ／？

11　料理を手伝ったり作ったりするが、味見はしない……………はい／いいえ／？

12　食事の後、嘔吐する……………………………………はい／いいえ／？

13　食事中、食べ物をナプキンやハンカチ、バッグなどに隠す……はい／いいえ／？

14　食べ物をトイレや、ごみ箱、窓の外などに捨てる……………はい／いいえ／？

15　自室やその他の場所に食べ物を隠す………………………はい／いいえ／？

16　ひとりのときに食べたり、隠れ食いをする…………………はい／いいえ／？

17　食べることに義理を感じるのが嫌で、他人を訪問したり会合に出るのを嫌う　……はい／いいえ／？

18　時に食べることがやめられなくなったり、甘いものや大量の食べ物をむちゃ食いする　……はい／いいえ／？

19　便秘をしきりに訴える……はい／いいえ／？

20　頻回に下剤を飲んだり、それを求めたりする……はい／いいえ／？

21　体重が減少していることを考えもせず、太ることをしきりに気にする……はい／いいえ／？

22　ダイエットや、理想のスタイル、やせることについてしばしば口にする……はい／いいえ／？

23　よく食事の最中に席を立つ……はい／いいえ／？

24　できるだけ走ったり、歩いたり、立ったりする……はい／いいえ／？

25　可能な限り活動的に過ごしている（掃除や後片付けなどの行動）……はい／いいえ／？

26　運動やエクササイズをかなりたくさんこなしている……はい／いいえ／？

27　勤勉である……はい／いいえ／？

28　めったに疲れたりせず、休みをほとんど取らない……はい／いいえ／？

29　今まで以上に健康的で、正常でありたいと言う……はい／いいえ／？

30　医者にかかったり、検査を受けることを嫌う……………………はい／いいえ／？

Ⅳ．摂食障害に対する解決志向的心理教育の試み

若干専門的な資料になりますが、筆者が提唱している解決志向的心理教育という試みについて、解説を加えています。

（1）心理教育（サイコエデュケーション）とは？

心理教育は、生物・心理・社会的要因から障害（疾病）を理解し、適切な情報・知識を共有することで、患者・家族が治療に肯定的な役割を果たすことを目指すものです。これまで摂食障害に関しては、心理的側面ばかりでなく、生物学的基盤に関する多くの所見や、現代に生きるわれわれをとりまく社会・文化的背景との関連が指摘されています。例えば、セロトニン神経系との関連、分子遺伝学的研究、やせを賛美する風潮の激化、女性の社会進出、食文化の変化、トラウマの関与、などです。加えて摂食障害の家族の問題は、次項で述べるように１９７０年代から大いに注目されてきました。摂食障害という複雑で錯綜した病態を考えた場合、その理解と対処には心理教育とい

表6－4　心理教育のさまざまな形

- 形態…単家族、複合家族、家族教室
- 回数…公開講座（単発）、定例会式（年に２～３回）、一般的（２～３カ月に数回）、インテンシブ（12回以上）、外来での施行は難しい？
- 内容…疾病教育中心、グループワーク中心
- グループ・ファミリーワークでは、問題解決技法、SST（social skills training：生活技能訓練）のロールプレイ、解決志向的介入などを適用。メンバーの肯定的側面（やれていること、うまくいっていること）を強調、対処法を話し合うなかでメンバーの相互支援を促進。

う視点が必要かつ有効となるのは明らかでしょう。表6－4には、現在試みられている心理教育のさまざまな形をまとめました。

（2）心理教育的家族教室と心理教育的複合家族療法の経験[3]

1970年代以降、著明な家族療法家たちにより、摂食障害に特有の家族関係に関する指摘がなされてきました。例えば、両親の未解決の葛藤が子どもの摂食行動に反映することや、世代間境界の曖昧さ、葛藤回避傾向、過干渉や硬直性といった摂食障害の家族特性の記述です。また治療的には、これらの家族関係に焦点を当てた家族療法的アプローチが試みられてきました。治療の視点を個人から関係性へと広げ、因果律から円環的な認知に転換することで、摂食障害の病理や

治療に接近しようとする流れです。近年こうしたシステミックアプローチからさらに進化を遂げ、短期療法的な方向性が展開されています。いずれにせよ摂食障害と家族についてには、病因、精神病理、経過との関連、治療を含め、さまざまな議論がされています。

一方で、家族療法や短期療法は客観性や普遍性への批判を生み、一般的な医学的方法論と相容れない側面を持つことは議論されている通りです。前述の家族関係に関する指摘も症例観察や仮説提示にとどまり、実証的論拠に乏しいという事実があります。摂食障害の家族の問題や家族関係について、実証的な検証を行う必要が指摘されているとともに、摂食障害家族へのアプローチをいかに実証的に論じるか、という課題にも直面しているといえます。

心理教育のひとつの理論基盤は、家族の感情表出（expressed emotion：ＥＥ）研究にあります。ＥＥは家族関係性を指標する概念のひとつであり、慢性疾患の患者を抱えた家族が、患者に対して表出する感情の内容を実証的に測定することによって評価されます。特に高い批判や敵意、過度の感情的巻き込まれが統合失調症の再発と有意に関連することが確認されています。その後、心理教育的家族療法によりＥＥが減じ、結果として統合失調症の再発も低下することが各国の追跡研究で明らかとなっています。近年ＥＥ概念は、さまざまな精神障害や慢性疾患にも適用されつつあります。ＥＥは、摂食障害と家族を考える上で重要な概念といえます。

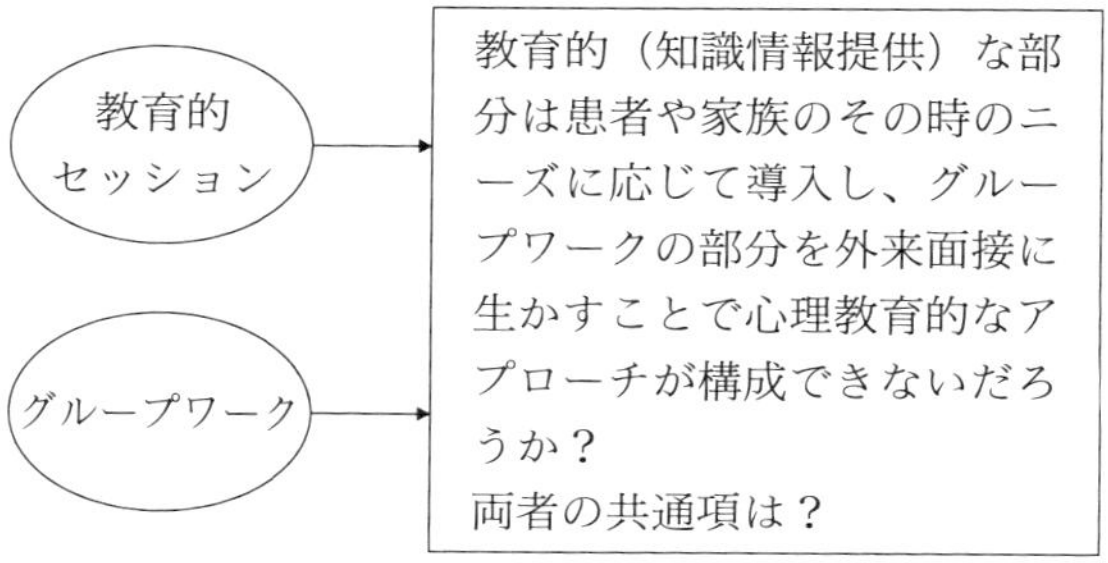
教育的
セッション
グループワーク
教育的（知識情報提供）な部分は患者や家族のその時のニーズに応じて導入し、グループワークの部分を外来面接に生かすことで心理教育的なアプローチが構成できないだろうか？
両者の共通項は？

図６－１　外来での心理教育の模索

心理教育的家族療法とは、こうした流れが統合された治療的アプローチの一手段ともいえるのではないでしょうか。内科等で行われている喘息教室や糖尿病教室といった講義形式の患者教育、家族教育と異なる点は、「問題」に対する適切な対処と援助法を獲得することを目的に、問題解決的なファミリーワークを行うところにあるといわれます。お互いの体験について語り、障害や問題を抱えながら生きるという困難な生活状況に対する解決可能性を積極的に促進するべくグループワークの技法が用いられることも特徴といえます。これらの働きかけにより、家族は知識を習得するのみならず、生活上の対処の選択肢を増やすことができるかもしれません。また孤立感を和らげることにより、家族内ストレスの軽減が図られます。こうした家族、患者の関係性の変化を指標する概念として、ＥＥが役に立つといえるでしょう。

われわれはこれまで摂食障害の家族を対象にした心理教育を行ってきました。これについては成書に詳細が述べられています[4]。

この経験から、複合家族形態（患者を含む）で同様の心理教育グループワークを試みたことがあります。大きな相違は、患者と家族間の相互インターアクションの影響にあると思いました。すなわち、ある家族が違う患者にフィードバックをし、患者が他の患者の親へコメントする、といった作用のインパクトです。また、患者が熱心にメモを取っていたことが強く印象にあります。患者は摂食障害を、あくまで自分の問題、として受け止めている（受け止めようとしている？）という感じが強く印象に残りました。これらの経験を外来で生かせるか、ということが試行の契機となりました。外来での心理教育を模索するための基本的なアイデアを、図６－１に示してみました。

（３）解決志向的アプローチとは？

解決志向的アプローチ[5]（ソリューションフォーカス）とは、一般に短期療法（ブリーフセラピー）といわれるサイコセラピーの技法のひとつで、構成主義的な認識論（因果律にとらわれない、例えば円環論）に立った精神心理療法を行う上で非常に適用しやすい「やり方」のひとつであるといえます。解決志向的アプローチの特徴は、「変化を明確にし、強調し、増幅する。クライエントの能力、資源を引き出し利用する」ことにあるといわれます。それには、「信頼、好奇心、言葉への敏感さ、相互強調、動機づけ」が必要とされます。細かな技法としては、魔法の質問があります。

問題が解決したら、今とどんなところが違うか、誰が違いに気づくか、その代わりに何をしたり、考えたか、を明確にします。また、治療の効果を強調し（内的な資源や自分の能力への気づき）、例外探しや現実的な未来を描いたり、成功した感覚を思い出すことをすすめます。観察課題（問題がなかったとき、解決したと感じたときに注意を向ける）や、行動課題（現実的なステップ）を用い、それを試みるのに大変な努力が必要なことをねぎらいます。状況を違った面から枠づけ、具体的肯定的な賞賛を送り、目標をクライエント自身の言葉で伝えます。個人と問題を分離することも重要とされます。

　筆者は、おおよそ、「現在と未来に集中する、例外と解決パターンを調べる、クライエントの言葉を理解し利用する、治療的賞賛と解決しようと取り組む力をフィードバックする」ように心がけています。そして、良くなったことに焦点を当て、どうしたら良くなったのかを挙げるように提案します。例えば、「症状の出ないとき、あまり問題が起きないときは、いつもとどう違うのか」「そういうときは、誰と、何を、いつ、どこでやっていたか」「どうやって悪化しないで済んだか」「普段と違ってうまくいった一日で、一番役に立ったことは」「うまくいった一日は、ほかの誰がどういう風にいつもとの違いに気づいてくれたか」などです。うまくいかないときは、目的と目標の確認と相互合意に注意します。

患者さんに手紙を渡すこともあります。「次にお会いするまで、少しでも自分を大切にし、慰められたときに注意を払って、そのとき何をしたか、普段と何が違うのか、を書き留めてください」「症状が何か役に立っていること、その人を助けることがあるようです。症状に頼らなくなれるには、何がどう変わったら、どんなふうになれたらいいのか、そのために何ができそうか、考えてみましょう」といった内容です。

（4）外来での心理教育と解決志向的アプローチの導入は共存しうるか？

心理教育とは単に情報を与えて家族指導を行うことではありません。後藤[4]が述べているように、心的にどう体験しているか、に配慮しつつ情報を伝達することを意味します。すなわちどのように伝えれば一番了解しやすいかを意識することです。「傷つけないように、でも正確に」は、臨床家が普通に考えることですが、まさにこのことを実践的な技術として実現するアプローチです。こうした知識や情報が生かされるには、それに基づいた行動が伴う必要があるからです。行動レベルに焦点を当てる、これは対処を獲得することにつながります。スタッフからのサポートと参加者相互のサポート、この2つが新たな関係性を形成します。家族患者の社会的孤立を軽減し、知識情報を獲得、また実行可能な対処を身につけ、認知的な構えの変化が参加者同士のインターアクションの中で強化されます。

援助法として心理教育をとらえると、障害や病気を外在化することとつながります。本来病気や障害、問題はその人や家族にとって一部のはずです。それが、往々にしてすべてであるように考えられます。おのずと原因除去的、問題に焦点を当てる治療に結びつきます。あるべき健康、正常な姿、を念頭に置くことになります。しかし、病気や障害、問題がない部分が本当はあるはずで、むしろそこが占める割合が大きいことも多いのです。健康な部分を明確にし、問題に対処していること、援助はそこに向けられるべきです。正しい知識により、明確に問題と健康を分け、健康な部分を意識すること、健康な部分が対処していることに目を向け、そこを強化することが心理教育なのです。家族として考えれば、障害者の家族とか、不登校の家族とか考えずに、その困難さに何かできることはあり、すでに何かをしつづけてきている、という意識がエンパワメントといえましょう。この姿勢（もののの見方）は、個人療法における解決志向的アプローチにつながるのではないでしょうか。原因や病理（why）にはとらわれず、問題のない例外に焦点を当て、できていることに気づき変化を拡大していく（how）ことに焦点を絞った解決志向的アプローチと、問題や障害、病気を規定する心理教育とは一見相反するように考えられますが、援助という視点でとらえると、家族の解決能力があることを強化する、まさしく解決志向といえるのではないでしょうか。また、心理教育は、相互関係を扱う社会治療として位置づけ構成主義と構造主義を柔軟に適用したアプローチであるともいえます。

表6－5には、外来解決志向的心理教育の特徴を、図6－2にはその構造を、簡単にまとめてみました。

（5）治療経過の具体例

かなり短期に変化がみられたケースがあります。長年の過食症で、初診時、夫との不和や憎悪、実家や嫁ぎ先との確執、自分の性格、などコンプレインに終始したケースがあります。そんな大変な中でやれてきたこと、どうやってやり過ごしたのか、けなげな自分への気づきとねぎらい、大変な状況を乗り切るために症状が果たした役割、これからどんな自分や生活が望みうるか、そのために何が役に立ちそうか、をフィードバックしました。心理教育的な部分としては、面接中に今まで摂食障害についてさまざま自分なりに考えていた疑問が出たときに、適宜一般的な知識や情報を提示しました。例えば、自分の性格や甘えのせいと思ってきたこと、夫との関係にばかり原因を求めていたこと、などに対し、病気として理解することで自責・他責感が和らいだようです。なぜ今まで薬を飲んできたのか、といった当たり前のことも納得がいったと言います。そのあと、何か吹っ

表６－５　外来解決志向的心理教育の特徴

- 摂食障害には共通する病理、症状、心理が多いこと
  ——教育的側面の利用
- 個別のケースに特徴的特異的な心理や行動、背景
  ——解決志向的アプローチの利用
- 情報や疾病に関する知識（病態生理、栄養的側面や身体的検査、服薬の意味など）は、原則患者の知りたい時に知りたいことを提供
- 対処していること、に目を向けるという意味では、両者とも一致

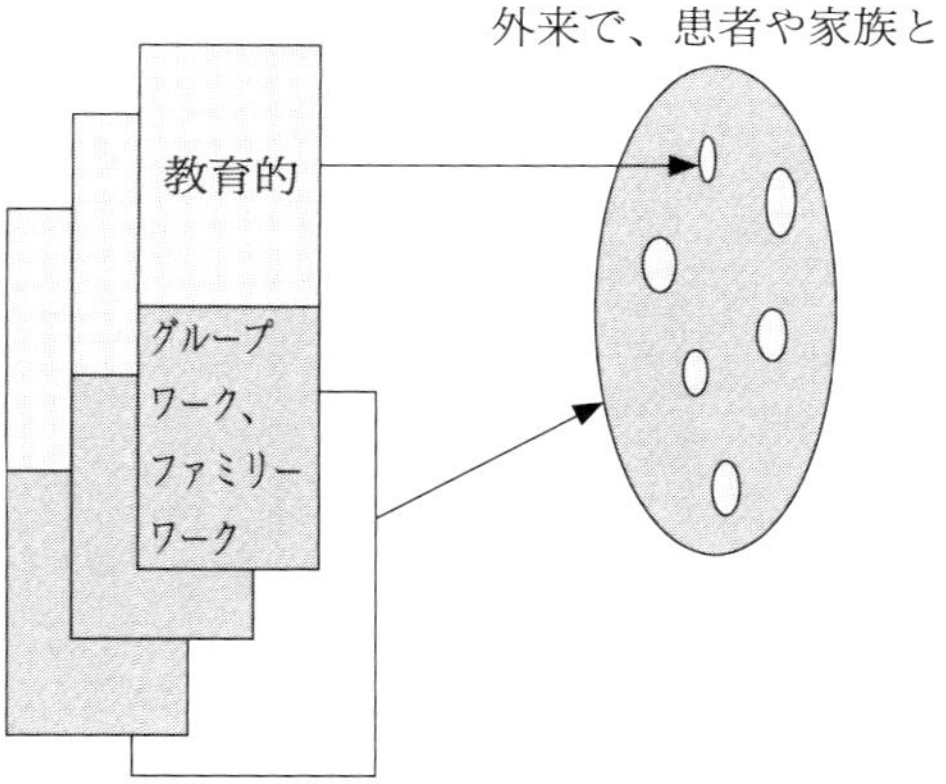

図６－２　外来解決志向的心理教育の構造

切れたこと、それは勇気を持って一番大変な仕事をひとつ減らしたこと、時間に余裕ができたこと、その時間に自分と子どものことを考えたこと、を話し、「今までは別れることをすごく恐れていたがそれより自分を大事にする、そうすれば子どもにも優しく接することができた、怖がらず吹っ切って過ごそうと思った、そうしたら、あきらめ、良い意味で順応していけそうに感じた、食べ吐き以外は普通の主婦と思った」と述べられました（プライバシー保護のため内容は変更してあります）。

（6）コメントと課題

今までの家族教室や複合家族グループとの違いは、情報提供の主体も患者・家族にあることです。すなわち患者や家族との面接の中で、自然に出てきた質問や疑問、病気についての考え方のコメントを通して、適宜それに応じた情報や知識を提供していくところです。情報提供とグループワークという2本立てでなく、あくまで患者家族がその時その場面に考えた流れに応じて、客観的な情報を示します。この情報提供自体が、解決のきっかけや解決の持続、ゆがみかけた認知の修正、そして外在化に貢献しているようです。

もうひとつの特徴は、認知行動療法のように、こうすべき、これが正解、という視点を少なくし、より柔軟に、個別のケースに応じて目標や課題を形成していくことにあるのではないでしょうか。摂食障害は共通する病理や心理も多い一方、その行動や認知はかなり個別性が高いといえます。ステレオタイプのアプローチでは限界があります。共通の精神病理や症状には心理教育的関与を主体に、個別の行動心理特性にはその個人・家族に合った解決や目標、課題を作り上げていくことが、強調される点でもあります。

さてこうして見ると、あえて解決志向的心理教育などと言わんでもよかろう、というご意見もありましょう。また、同じような視点や手法で臨床を実践しておられる方も多いかもしれません。事実多くの学会で発表されるさまざまな方法も、その中心には同じ哲学があるように見ればそう見えます。最近海外で有名なモチベーション面接（motivational interviewing、トレジャー、１９９７年）やモチベーション強調療法（readiness and motivational therapy、ソーントンら、２０００年）も、その要点は共通しているように思えます。

今回は、心理教育という立場から解決志向との共通点を認識し、両者を合体（？）して個人（家族）にアプローチしている経験を示しました。しかし今回は家族、という単位に対しての経験が少なく、個人もしくは母娘というユニットがほとんどでした。また病気のすそ野が広がった分、軽症例も増えているのかもしれません。いわゆる重症例は誰が見ても重症で、なかなか対応は大変です。

これらの点に関しては、今後検討が必要と思います。

V．解決志向的グループワークの紹介

われわれは以前、摂食障害の患者さん方のためのグループワークを試験的に行ったことがあります。[6] 摂食障害の患者さん方は、他人には言えない悩みや苦しみを抱えていることが多いのです。同じ悩みや苦しみを持つ患者さんとのかかわりは、大きな助けになることが多いようです。こうした集団的なかかわりをグループワークと呼びます。これまで、さまざまな形のグループワークが行われてきていますが、概略は表6－6に示すとおりです。いずれも、治療者やリーダー（医師や臨床心理士、ケースワーカー、看護師など専門職）のガイドのもとで行われることが多いものです。一方で、専門家が加わらない当事者だけのグループもあります。ピアグループとか、自助グループとか言われるものです。

ここでは、解決志向的アプローチを導入したグループワークについて紹介します。まだ試行的に行った内容なので、完成された形ではありません。今後問題点を検討し、より良い方法に改善していきたいと考えています（平成16年現在、残念ながらさまざまな事情で行っていません）。

われわれが行ったグループの構造を表6－7に示します。比較的小人数で、自由参加の形式を取りました。2時間程度の時間を、自己紹介や最近の出来事を中心に、自由に話題を出してもらいます。リーダーとしては、時々要点をまとめたり、メンバーの発言を促したり、話題の流れを導いたりしますが、基本的には参加したメンバーの自主性に任せます。そのために、基本的な決まり事をまず確認します（表6－8）。メンバーの安心感を高め、支持的な雰囲気を皆が感じられるような工夫です。実際どういったセッションが行われたかは、なかなか文章では伝えにくい点がありますが、表6－9、表6－10にはよく話題に出たトピックを2つ紹介しました。参加したメンバーは皆、他のメンバーに受容的で、お互いを慰め合ったり、意見を活発に交換したりします。摂食行動のことばかりでなく、家族とのかかわり、周囲とのかかわりなど、普段なかなか言えないようなことも、同じような悩みを抱えるメンバーには意外と素直に語れるようです。

　こうしたセッションはとても良い雰囲気で進むのですが、グループワークの後でさまざまな波動が見られることもあります。他のメンバーに影響を受けてしまったことを語ったり、過剰に気を使いすぎて精神的に不安定になるメンバーもいました。こうした点を含め、これまで気づいた問題点もまとめてみました（表6－11、表6－12、表6－13）。

　いずれにせよ、こうしたグループは患者さんにとって大きな力になることは確かだと思いますし、実際シドニー大学ではデイプログラムといわれるグループ治療を有効に活用しています。日本では、経済的に誰がどの程度費用を負担するか、が問題となります。保険制度の問題でこうしたアプローチにはほとんどお金が支払われません。また、場所や時間、スタッフの確保など、多くの課題が残されています。事実私たちも、こうした活動を続ける余裕がなく、現段階では休止しています。

以上、本書で物語った内容をコンパクトにまとめた解説、家族ができる摂食障害チェックリスト、栄養的な知識のまとめを紹介するとともに、多少専門的になりましたが、心理教育的アプローチと解決志向的アプローチを組み合わせて外来で試行した経験、解決志向的なグループワークの経験から若干の考察を行いました。中には、今すぐにでも役立つ材料があると思いますが、さまざま違ったご意見や反論もあろうかと思います。現在の状態や置かれた立場によって、必要な知識や情報が変わってくるはずです。同じ意見を聞いても、以前の自分と今の自分とでは受け取り方が変わることもあります。どうぞ今の自分に必要な役に立つ情報を利用して下さい。もし可能なら、しばらくしてまた本書を手にとってみて下さい。その時は今までと違った箇所が目に留まるかもしれません。

今後、患者、家族、専門家がそれぞれの経験や工夫を話し合ったり意見交換できる場が増えていけば、と願っています。

表6－6　摂食障害に対するグループ・セラピー（ワーク）のさまざまな手法

・力動精神医学的－精神分析的理論に基づき、グループ力動、心理面の問題を中心に扱う ・行動的－食行動異常を学習理論に基づく指示で適切な摂食行動へ変容させる ・認知的－ボディイメージの障害、栄養、対人関係における認知の障害に焦点をあてる ・心理教育的－適切な情報提供と対処行動の獲得、集団的サポートを目的とする ・自助活動、ピア・グループ－当事者同士のささえあい、わかちあいを目指す

表6－7　われわれの行っているグループの構造

・毎回リーダー1名とスタッフ1～3名、参加患者3～4名、前半・後半50分休憩10分、隔週で自由参加 ・参加者のリクルートは、むちゃ食い排出型でリーダーが関与している外来例および入院例（初発から2年以内の10代のケースと、10年以上の30歳前後のケースに図らずも2分された）の希望者 ・ウォーミングアップ・自己紹介・困っていることや出来事・最近の考えや気持ち・よかったことや楽しかったこと・よい工夫や対処、アイデアについて話し合い、の順に行う ・心理教育的シートを使った質疑応答

表6－8　グループワークの決まり事

グループの目的

1．病気の情報や工夫を共有し、お互い助け合えるようになる
2．自分やお互いの良い面を少しでも見られるようになる
3．気持ちにゆとりを持ったり、互いの気持ちを分かち合える

グループのルール

1．話せることや話したいことを話そう
2．話したくないことは話さなくてもよい
3．毎日の生活で、うまくいったこと、上手に工夫できたことを思い出そう
4．良い面を探したり、良かったことも見つけよう
5．実現できそうな、小さな、具体的な目標を相談しよう
6．うまい対応法やこつをお互いに見つけよう

表6－9　セッションの実際1

「過食嘔吐にどう対応しているか」

・患者A：時間をかけてゆっくり食事する。決まった時間に過食嘔吐している。好きな物から食べるようにしている。
・患者B：過食嘔吐する食材を決めているが……。
・患者C：過食嘔吐をうまく利用する、「ちょっと過食る」、過食嘔吐の後に自分の時間が作れる。
・得られた対処：なるべく少しずつ食事をとることで回数を減らせる。（家事など）やるべきことはやって、周囲の理解を得た上で過食する。決まった食材（栄養価が低いもの、安いもの）を用いて過食嘔吐する。振り回されずに、むしろ気持ちのけじめに使う。過食の後を有益にしていく。

表6－10　セッションの実際2

「自分がいろいろいてわからない。何をしていいかわからない。今も、治った後も」

- 患者A：独りになると食べ物のことばかり考えている。
- 患者B：病気を認めたくない自分がいる。自分では普通だと思い込んでいた。こんな自分が嫌で恥ずかしい。自分とは一体何？といろいろ考える。
- 患者C：病気以外の自分は何をやりたいのか？　空いた時間に何をしたらいいのか？　治るイメージとは？
- グループでの話し合い：家族・友人に打ち明けることで過食嘔吐の他に集中できる何か（アルバイトなど）のきっかけを見つけることができ、積極的に活動できるようになった。治る＝何かやりたいこと、やれることが見つかること？

表6－11　グループの効果1

自覚的感想

- 初めて自分の問題を家族以外の他人に話せた
- 言ってもわかってもらえない気持ちが共感された
- 同じような共通の悩み、類似点があることの安心
- 一方でそれぞれのやり方や、独自のこだわりがあることにも気づいた
- 強く入院を希望していたケースは、入院している状況に比べたら、今でも自分はかなりやれていることが多いことに気づいた
- 「自由に自分らしくやれたら」という気持ちが共通してシェアされることが多かった
- 他の患者が行っている対処を、医師や家族に言われるより素直に受け入れられそう

表6－12　グループの効果2

客観的変化

・個室管理で動機づけの乏しい患者が、他の患者と交流、治療に参加、感情を表現し始めた
・親のみが通院することの多かったケースも、必ず本人が外来を受診するようになった
・強い自己不全感のある患者が、他のケースにアドバイスすることで、自己肯定感を得た
・ある患者は、過食嘔吐のコントロールの工夫について他の患者のやり方を聞く中で、それを自分で応用できるようになった
・家族に大きな問題を抱えるケースが、グループの中で強力にサポートされ、専門学校に進むようになった

表6－13　問題点

・参加するまでの緊張感が強い（ドアの前まで来るが入れない例）
・サポートにまわりすぎるケース（グループ後に過食嘔吐が強まる、身体症状が出現）
・発症して間もない若年齢者の場合は、長期経過患者との出会いを通して、治りたい気持ちが強まるケースも認めたが、かえってショックを受けたり、症状に安住してしまうケースも存在
・すでに立ち直り自立に向かっているケースの話を聞く中で、かえって取り残されていく不安や、自己評価を低めるケースが存在
・病状の多様性

あとがき

本書はその多くを、シドニー大学での留学中に書き上げました。その間に、ニューサウスウエールズ州摂食障害財団といわれるＮＧＯ組織（自助グループ活動）の記念パーティーに参加する機会がありました。資金集めも兼ねた大きな会でしたが、各界の有名人がチャリティーを催し、競りではさまざまな寄付が行われ、非常に明るい雰囲気で活動の基盤を築いていく姿に大変驚きました。こうした集まりはついつい悲壮感が漂ったり、情緒的に流されやすいのですが、前向きで建設的な姿には、参加したわれわれも力づけられる思いでした。オーストラリアではこうしたＮＧＯ活動に慣れているという事情もあるでしょうが、日本でも同様な自助活動が発展することを心より願っています。

本書で紹介したわれわれの研究は、群馬大学の上司である三國雅彦教授、福田正人助教授をはじめ、医局の同僚や大学院生（ＮＩＲＳグループ）、新潟大学のグループ（後藤雅博教授、川嶋義章先生ら）との共同作業です。紙面を借りて皆さんに心より感謝申し上げます。

本書を作成中、私をシドニー大学に招聘いただいたバーモント教授からはさまざまご指導ご教示をいただき、特にご自分の書かれた教科書からの引用をたくさん許していただきました。彼が２００３年６月末に突然倒れたときには非常に驚き、愕然としました。その後３カ月間集中治療室で病と闘い、残念ながら10月１日に永眠されました。彼は立派な体格をされていましたが、心も大変広いボスでした。医学だけでなく歴史や文明論など幅広い領域に造詣が深く、あたたかでユーモアを好む方でした。摂食障害の治療と研究に人生を捧げ、奥様デフィンと家族を愛し、２００１年にはエリザベス女王よりＡＭの称号を受けられています。心より冥福をお祈りするとともに、謹んで本書を彼とデフィンに捧げます。

末筆ですが、本書の作成に尽力いただいた星和書店の近藤達哉さんに感謝いたします。

上原　徹

文献

第1章　歴史上の物語

（1）スエトニウス（国原吉之助訳）『ローマ皇帝伝』岩波書店、東京、１９８６。

（2）デズモンド・モリス（藤田統訳）『ボディウォッチング』小学館、東京、１９９９。

（3）Gull, W.: Anorexia nervosa. Transactions of Clinical Society of London, 7 ; 22-28, 1873.

（4）Lasegue, E. C.: De lÀnorexie hysterique. Archives Generales de Mcdecine, 2 ; 265-266 and 367-369, 1873.

（5）Vanderycken, W., van Death, R.: Who was the first to describe anorexia nervosa : Gull or Lasegue? Psychol. Med., 19(4) ; 837-845, 1989.

（6）Astles, H. E., In a lecture in June 30th, South Australia Branch of British Medical Association, Anorexia in young girls unaccompanied with visceral disease. 1882.

（7）Lloyd, J. H.: Hysterical tremor and hysterical anorexia (anorexia nervosa) of a severe type. Am. J. Med. Sci., 106 ; 264-277, 1893.

(8) Inches, P. R. : Anorexia nervosa. Martime Medical News, Halifax, 7 ; 73-75, 1895.

(9) Vanderycken, W. and Beumont, P. : The first Australian case description of anorexia nervosa. ANZ J. Psychiatry, 24 ; 109-112, 1990.

(10) Vanderycken, W., Abatzi, T. : The anorectic life of Empress Elisabeth of Austria (1837-1898) : Slenderness cult of the Habsburg family. Nervenarzt, 67 (7) ; 608-613, 1996.

(11) Bruch, H. : Eating disorders in adolescence. Proc. Ann Meet Am. Psychopathol. Assoc., 59 ; 181-202, 1970.

(12) American Psychiatric Association : DSM-III. APA, 1984.

(13) National Association of Anorexia Nervosa and Associated Disorders : http://www.altrue.net/site/anadweb/

(14) 香川修徳『一本堂行余医言』１７８８。

(15) 横山知行「摂食障害の時代的変遷」『臨床精神病理』18、41－１５０頁、１９９７。

(16) 小牧元、玉川恵一、松本芳昭ほか「摂食障害の治療状況、予後等に関する調査研究」『平成11年度厚生省精神・神経疾患研究委託費による研究報告集（2年度班、初年度班）』４５０頁、２０００。

(17) 赤城高原ホスピタル：http://www2.gunmanet.or.jp/Akagi-kohgen-HP/

(18) Abdollahi, P., Mann, T. : Eating disorder symptoms and body image concerns in Iran : comparisons between Iranian women in Iran and in America. Int. J. Eat. Disord., 30 (3) ; 259-268, 2001.

(19) Nerissa, S. : Body compositin, body image dissatisfaction, nutritional knowledge and composition

of diet in eating disorders patients across cultures. 1st APEDC abstract, Melbourne, p.11, October, 2002.

第2章　現代を語る病

（1）レイ・コールマン（安藤由紀子、小林理子訳）『カレン・カーペンター――栄光と悲劇の物語』福武書店、東京、１９９５。

（2）アンドリュー・モートン（入江真佐子訳）『完全版　ダイアナ妃の真実』早川書房、東京、１９９７。

（3）ＮＡＴＡ（全米アスレティックトレーナーズ協会）編、辻秀一訳『スポーツ選手の摂食障害』大修館書店、東京、１９９９。

（4）Rubinstein, S. and Caballero, B. : Is Miss America an undernourished role model? JAMA, 283 ; 1569, 2000.

（5）Voracek, M., Fisher, M. L. : Shapely centrefolds? Temporal change in body measures : trend analysis BMJ, 325 ; 1447-1448, 2002.

（6）鈴木吉彦、塩沢和子『「食品交換表」を使って糖尿病の食事をつくる本』主婦の友社、東京、１９９６。

第３章　プリンセスの特徴

（１）斎藤学『家族依存症』新潮社、東京、１９９９。

（２）斎藤学『家族の中の心の病－「よい子」たちの過食と拒食』講談社、東京、１９９７。

（３）斎藤学『女らしさの病い－臨床精神医学と女性論』誠信書房、東京、１９８６。

（４）Uehara, T. et al. : Eating disorders and family functioning-relationship with diagnosis, symptoms and outcomes. In : (ed.), Pamela, I. Swain, P. I. Focus on Eating Disorders Research, NOVA publishers, New York, p. 135-150, 2003.

（５）Uehara, T. et al. : Psychoeducation for the families of patients with eating disorders and changes in expressed emotion. Comprehensive Psychiatry, 42 ; 132-138, 2001.

（６）ヒルデ・ブルック（岡部祥平、溝口純二訳）『思春期やせ症の謎－ゴールデンゲージ』星和書店、東京、１９７９。

（７）ロバート・シャーマン、ロン・トンプソン（斎藤学監訳、本郷豊子訳）『良い子と過食症』創元社、大阪、１９９７。

（８）広中直行『やめたくてもやめられない脳－依存症の行動と心理』筑摩書房、東京、２００３。

（９）Hechler, T., Plasqui, G., Beumont, P. et al. : Changes in physical activity in patients with An and healthy controls over the seasons. 1st APEDC abstract, Melbourne, p.30, October, 2002.

（10）Kojima, M, Hosoda, H., Date, Y. et al: Ghrelin is a growth-hormone-releasing acylated peptide from stomach. Nature., 9(402) ; 656-660, 1999.

(11) 児島将康、寒川賢治「新しい成長ホルモン分泌促進ペプチドGhrelinに関する研究」『日本臨床』59、１４００－１４０７、２００１。
(12) 上原徹、中村和人ほか「摂食障害におけるグレリン血中濃度の検討」第45回日本心身医学会総会、北九州、２００４。
(13) Tanaka, M., Naruo, T., Nagai, N. et al: Habitual binge/purge behavior influences circulating ghrelin levels in eating disorders. J. Psychiatr. Res., 37(1) ; 17-22, 2003.
(14) Tanaka, M., Naruo, T., Muranaga, T. et al. : Increased fasting plasma ghrelin levels in patients with bulimia nervosa. European Journal of Endocrinology, 146 ; 1-3, 2003.
(15) Tanaka, M., Tatebe, Y., Nakahara, T. et al. : Fasting plasma ghrelin levels in subtypes of anorexia nervosa. Psychoneuroendocrinology, 28 ; 829-835, 2003.
(16) Touyz, S., Beumont, P., et al. : Body shape perception and its disturbance in anorexia nervosa. Br. J. psychiatry, 144 ; 166-171, 1984.
(17) Touyz, S., Beumont, P., et al. : Body shape perception in bulimia and anorexia nervosa, International Journal of Eating Disorders, 4 ; 259-266, 1985.
(18) 福田正人、三國雅彦「光で見る心」日本精神衛生会　機関誌『心と社会』２００３。
(19) Ito, M., Suto, T., Uehara, T., et al. : Cerebral blood volume activation pattern as biological substrate of personality : multichannel near-infrared spectroscopy study in healthy subjects. In : (eds.), Hirata, K. et al. Recent Advances in Human Brain Mapping. Elsevier Science, London, p. 71-75, 2002.

（20）Suto, T., Ito, M., Fukuda, M. et al. : Multichannel near-infrared spectroscopy in depression and schizophrenia : Cognitive brain activation study. Biological Psychiatry. (in press)
（21）朝日新聞「光診断－『心の異常』画像化し研究（シリーズ〈アタマを探る〉第４回）」２００２年９月18日
（22）共同通信「光トポグラフィー大脳皮質の活動を見る・精神疾患診断にも活用」２００２年10月９日配信
（23）日本経済新聞「脳に光当て精神疾患診断－計測データ判定基準に」２００２年７月１日
（24）日経産業新聞「根治薬開発目指す－脳活動見て客観診断（シリーズ〈科学の秘境－脳に迫る〉第３回気分障害）」２００２年11月27日
（25）養老孟司『バカの壁』新潮社、東京、２００３。
（26）中田力『脳の方程式　いちたすいち』紀伊國屋書店、東京、２００１。

第４章　物語の広がり

（１）Beumont, P. J. V. : Black Wrath, White Death, Green Sickness, and Orange Anorexia. 1st APEDC abstract, Melbourne, p.11, October. 2002.
（２）Birmingham, L. and Beumont. P. V. J. : Demography and Epidemiology. In The Medical Management of Eating Disorders : A textbook with manuals for health professionals. p. 28-32, Cambridge University Press. (in press)

(3) 三澤奈緒、中村このゆ「国立大学、女子大学、短期大学生および小学校児童の摂食態度」群馬大学教育学部紀要、52、４８９－５０１、２００３。

(4) 渡辺久子「思春期やせ症の実態把握及び対策に関する研究」厚生科学研究費補助金総合的プロジェクト研究分野、子ども家庭総合研究事業、平成13年度報告書、２００２。

(5) 向井隆代「摂食障害」橋口英俊ほか編『児童心理学の進歩』金子書房、東京、２２１－２４６頁、１９９８。

(6) Birmingham, L. and Beumont, P. V. J. : Common Physical Complaines. In The Medical Management of Eating Disorders : A textbook with manuals for health professionals. p. 165-190, Cambridge University Press. (in press)

(7) Marine, M., Goldberg, M. H. : The role of third molar surgery in the exacerbation of eating disorders. Journal of Oral & Maxillofacial Surgery, 59 ; 1297-1399, 2001.

(8) Ben-Tovim, D. I., Walker, K., Gilchrist, P. et al: Outcome in patients with eating disorders : a 5-year study. Lancet, 357, 1254-1257, 2001.

(9) Finfgeld, D.L. : Anorexia nervosa : analysis of long-term outcomes and clinical implications. Arch. Psychiatr. Nurs., 16(4) ; 176-186, 2002.

(10) Steinhausen, H. C. : The outcome of anorexia nervosa in the 20th century. Am. J. Psychiatry, 159 (8) ; 1284-1293, 2002.

第5章　ハッピーエンドって何？

（１）後藤雅博編『摂食障害の家族心理教育』金剛出版、東京、２０００。
（２）岡智史：http://www.t-oka.net
（３）岡知史、トマシナ・ボークマン「セルフヘルプグループの歴史・概念・理論：国際的な視野から」『作業療法ジャーナル』34(7)、７１８－７２２、２０００。

第6章　解決に向かって

（１）Wakefield, A. : Neutritional Therapy Chapter 4. In : (ed.), Birmingham, L. and Beumont, P. V. J. The Medical Management of Eating Disorders : A textbook with manuals for health professionals. p. 136-164, Cambridge University Press. (in press)
（２）上原徹ほか「家族による摂食障害症状評価の有用性－日本語版ＡＢＯＳの信頼性と妥当性」『精神医学』43、５０９－５１５、２０００。
（３）上原徹ほか「摂食障害の家族教室」『心身医学』41、１８９－１９７、２００１。
（４）前出第5章（１）参照。
（５）バーバラ・マクファーランド（児島達美監訳）『摂食障害の解決志向アプローチ』金剛出版、東京、１９９８。
（６）Uehara, T., Ariga, M., Moro, S. et al. : Solution focused group-work for the patients with eating

disorders. The 9th Meeting of Asian Society of Psychosomatic Medicine, Taipei, September, 2002.

著者略歴

上原　徹（うえはら　とおる）
医学博士
精神保健指定医、日本心身医学会認定医
日本総合病院精神医学会専門医
2002－2003年シドニー大学客員教授
(Department of Psychological Medicine)
現　群馬大学医学部付属病院精神神経科勤務
著書：『摂食障害の家族心理教育』『家族教室のすすめかた』（分担執筆）、以上金剛出版、『強迫性障害－わかっちゃいるけどやめられない症候群』（分担共同執筆）、日本評論社、ほか

「食」にとらわれたプリンセス——摂食障害をめぐる物語

2004年3月18日　初版第1刷発行

著　者　上　原　　　徹
発行者　石　澤　雄　司
発行所　株式会社　星　和　書　店
東京都杉並区上高井戸1-2-5　〒168-0074
電　話　03(3329)0031（営業部）／(3329)0033（編集部）
ＦＡＸ　03(5974)7186

©2004　星和書店

Printed in Japan　ISBN4－7911－0531－1

過食症と拒食症 危機脱出の処方箋	福田俊一 増井昌美 著	四六判 280p 1,800円
みんなで学ぶ 過食と拒食とダイエット 1000万人の摂食障害入門	切池信夫 著	四六判 320p 1,800円
過食と女性の心理 ブリマレキシアは、 現代の女性を理解するキーワード	ホワイト 他著 杵渕幸子 他訳	四六判 328p 2,825円
拒食しか知らなかった 何もかも否定してきた	小林万佐子 著	四六判 264p 1,845円
生まれかわるまで 摂食障害と アルコール依存症からの回復記	尾崎弥生 著	四六判 272p 1,600円

発行：星和書店　　価格は本体(税別)です

マスコミ精神医学 マスコミ報道のセンス・アップのために	山田和男、 久郷敏明、 山根茂雄 他著	四六判 312p 1,600円
心の地図 上〈児童期ー青年期〉 こころの障害を理解する	市橋秀夫 著	四六判 296p 1,900円
心の地図 下〈青年期ー熟年期〉 こころの障害を理解する	市橋秀夫 著	四六判 256p 1,900円
心の病気〈増補改訂版〉 やさしく理解しよう	竹内知夫 著	四六判 320p 1,845円
心の相談 最前線 精神療法をうける	開業精神療法研究会 編	四六判 192p 1,900円

発行：星和書店

価格は本体(税別)です

「うつ」を生かす

うつ病の認知療法

大野裕 著

B6判
280p
2,330円

いやな気分よ、さようなら

自分で学ぶ「抑うつ」克服法

D.D.バーンズ 著
野村総一郎 他訳

B6判
500p
3,680円

もう「うつ」にはなりたくない

うつ病のファイルを開く

野村総一郎 著

四六判
160p
1,800円

心のつぶやきが あなたを変える

認知療法自習マニュアル

井上和臣 著

四六判
248p
1,900円

CD-ROMで学ぶ認知療法

Windows95・98&Macintosh対応

井上和臣 構成・監修 3,700円

発行：星和書店

価格は本体（税別）です

アダルトチャイルド物語

機能不全家庭で育ち成人した子供たちへ

大越崇 著

四六判
320p
2,000円

依存性薬物と乱用・依存・中毒

時代の狭間を見つめて

和田清 著

A5判
184p
1,900円

コカイン

コカインの依存問題と治療について

R. D. ワイス 他著
和田清 他訳

四六判
320p
1,942円

薬物依存研究の最前線

行動薬理研究会による最先端の知見

加藤信、鈴木勉、
高田孝二 編著

A 5 判
212p
3,700円

虐待される子どもたち

子どもを虐待から守るために

ジョーゲンセン 著
門眞一郎 監訳

四六判
224p
2,330円

発行：星和書店

価格は本体（税別）です

境界性人格障害＝BPD はれものにさわるような毎日をすごしている方々へ	メイソン、クリーガー 著 荒井秀樹、野村祐子、東原美和子 訳	A5判 352p 2,800円
パニック・ディスオーダー入門 不安を克服するために	B.フォクス 著 上島国利、樋口輝彦 訳	四六判 208p 1,800円
リラクセーション反応 心身医学に基づく画期的ストレス軽減法	ベンソン 著 中尾、熊野、久保木 訳	四六判 232p 1,800円
総合病院精神科・神経科ガイド 心の具合がおかしいと思ったら気軽に精神科に行こう	総合病院精神科・神経科ガイドプロジェクトチーム 編	A5判 204p 1,900円
こころの治療薬ハンドブック2003年 向精神薬の錠剤のカラー写真が満載	青葉安里、諸川由実代 編	四六判 上製 248p 2,600円

発行：星和書店

価格は本体(税別)です

［第2版増補］ADHDの明日に向かって 認めあい，支えあい，ゆるしあう ネットワークをめざして	田中康雄 著	四六判 272p 1,900円
みんなで生きよう アルコール依存症者の社会復帰施設で 働く一女性が綴った12年間の出来事	大崎良子 著	四六判 264p 1,800円
心が身体を裏切る時 増え続ける摂食障害と 統合的治療アプローチ	K.J. ゼルベ 著 藤本、井上　他監訳	四六判 336p 2,900円
心療内科 クルズス診療科（2）	久保木、熊野、 佐々木 編	四六判 360p 1,900円
家族のための精神分裂病入門 精神分裂病を患っている人を 理解するために	エイメンソン 著 松島義博、荒井良直 訳	四六判 240p 1,500円

発行：星和書店

価格は本体（税別）です

EMDR症例集
そのさまざまな治療的試みの記録
崎尾英子 編
A5判 240p 3,300円

リフレーミング
心理的枠組の変換をもたらすもの
バンドラー 他著
吉本、越川 訳
A5判 320p 4,000円

ハコミセラピー
カウンセリングの基礎から上級まで
ロン・クルツ 著
高尾、岡、高野 訳
A5判 340p 3,800円

統合精神療法
精神分析と行動科学・学習理論の統合
ノブロフ 他著
増野肇 他監訳
A 5 判 480p 6,900円

戦略的心理療法の展開
苦行療法の実際
J. ヘイリー 著
高石昇、横田恵子 訳
A5判 320p 3,800円

発行：星和書店　　価格は本体(税別)です

認知行動療法の科学と実践
ＥＢＭ時代の新しい精神療法
Clark＆Fairburn 編
伊豫雅臣 監訳
A5判
296p
3,300円

不安障害の認知行動療法(1)
パニック障害と広場恐怖
〈治療者向けガイドと患者さん向けマニュアル〉
アンドリュース 他著
古川壽亮 監訳
A5判
292p
2,600円

不安障害の認知行動療法(1)
パニック障害と広場恐怖
〈患者さん向けマニュアル〉
アンドリュース 他著
古川壽亮 監訳
A5判
112p
1,000円

不安障害の認知行動療法(2)
社会恐怖
〈治療者向けガイドと患者さん向けマニュアル〉
アンドリュース 他著
古川壽亮 監訳
A5判
192p
2,500円

不安障害の認知行動療法(2)
社会恐怖
〈患者さん向けマニュアル〉
アンドリュース 他著
古川壽亮 監訳
A5判
106p
1,000円

発行：星和書店
価格は本体(税別)です

こころのライブラリーシリーズ

赤ちゃんのこころ 乳幼児精神医学の誕生	清水將之 他著	四六判 136p 1,200円
子どもたちのいま 虐待、家庭内暴力、不登校などの問題	西澤哲 他著	四六判 172p 1,300円
エイジレスの時代 高齢者のこころ	長谷川和夫 他著	四六判 140p 1,200円
幼児虐待 原因と予防	レンボイツ 著 沢村灌、久保紘章 訳	四六判 328p 2,330円
異文化を生きる 精神科医が描く、海外に生きる人々の姿	宮地尚子 著	四六判 240p 1,600円
トゥレット症候群（チック） 脳と心と発達を解くひとつの鍵	金生由紀子、 高木道人 編	四六判 160p 1,500円
ひきこもる思春期 ひきこもり問題にどう対処するか	斎藤環 編	四六判 232p 1,700円
ADHD（注意欠陥／多動性障害） 治療・援助法の確立を目指して	齋藤万比古 他著	四六判 196p 1,600円
少年非行 青少年の問題行動を考える	藤岡淳子 他著	四六判 240p 1,700円
PTSD（心的外傷後ストレス障害） 理論と治療の実際	金吉晴 他著	四六判 272p 1,900円

発行：星和書店

価格は本体（税別）です